Dr. med. Christoph Schenk

VIVA LA REANIMATION!

Erinnerungen eines Notarztes aus dem
Blaulichtmilieu

VIVA LA REANIMATION!

© 2017 Dr. Christoph Schenk - Kehler & Schenk Verlag

2. Auflage

ISBN-10: 3961114161
ISBN-13: 978-3961114160

Cover: Dr. med. Christoph Schenk & Christian Siege

Impressum / V. i. S. d. P.:
Dr. Christoph Schenk
Kehler & Schenk Verlag
Feldstr. 1
D-38275 Haverlah

Kontakt für Fragen, Lesungen, Signaturen etc.:
info@viva-la-reanimation.de

Danksagung

Ich möchte mich ganz herzlich bei Christian Siege bedanken, der mich schon ganz zu Anfang des „the110.blog" mit der Idee einer Buchveröffentlichung schwängerte ;-)

Weiterhin danke ich Isabel Brandis, die die Idee hatte, bestimmte medizinische Sachverhalte in für jedermann verständlicher Sprache gesondert zu erläutern. So finden sich seit diesem Tipp bei komplexeren Sachverhalten erläuternde Textpassagen.

Außerdem danke ich TT für ihre wertvolle Kritik an meinen Geschichten. Sie war stets die erste Leserin und hat nicht lockergelassen, bis die Geschichten "rund" waren.

Yaris danke ich für seine kindliche Neugier, ohne die nie eine einzige Story zu Papier gebracht worden wäre.

Beste Grüße und herzlichen Dank an alle ehemaligen und aktuellen Kollegen der verschiedenen Rettungsdienste von denen ich viel gelernt habe.

Vielen Dank an Dr. Kröncke und alle Mitarbeiter der „Notarztbörse", die mir tolle Jobs vermittelt haben.

Ganz besonderer Dank gilt meinen "Verfolgern" bei Facebook und im Blog, deren wertvolle Rückmeldungen mich immer wieder angespornt haben, weitere Geschichten aufzuschreiben.

❤. Christoph Schenk

Widmung

Für meine Söhne und TT.

Inhaltsverzeichnis

Vorwort zur ersten Auflage

Liebe Leser!

Danke, dass Sie sich für dieses Buch interessieren.

Ich bin Unfallchirurg und seit 1996 Notarzt. Mein jüngerer Sohn fragt bis heute oft nach dem Dienst: „Papa, is was Spannendes passiert? Erzähl mal!" – So kam ich auf die Idee, meine Erlebnisse für ihn aufzuschreiben.

Später habe ich diese Erlebnisberichte als Blog unter "www.the110.blog" und bei Facebook unter "eins,eins,null" veröffentlicht. Beinahe täglich erhielt ich dann Anfragen von Followern nach einem Buch. Bitte sehr, hier ist es.

Namen, Zeiten und Orte sind sämtlich geändert, etwaige Ähnlichkeiten also rein zufällig.

Steigen Sie zu mir in das Notarztauto und erleben Sie unseren täglichen Wahnsinn. Willkommen im Blaulichtmilieu!

Christoph Schenk, Frühjahr 2017

Vorwort zur zweiten Auflage

Und schwuppdiwupp war die erste Auflage vergriffen - Zeit für einige kleine Überarbeitungen. Das Schriftbild wurde angepasst und ein paar orthografische Unwegsamkeiten geglättet.

Ich wünsche Ihnen spannende Unterhaltung im Blaulicht-

Milieu.

Christoph Schenk, Winter 2017

Zu einigen Geschichten gibt es auch Fotos unter diesem Link:

https://www.viva-la-reanimation.de/abbildungen/

Das erste Mal – Sugar Sugar Baby

Es piept nicht. Mitte der Neunzigerjahre. Ich bin frisch vom Notarztkurs zurück. Stolz wie Bolle den Pieper das erste Mal im Kittel. Ich bin aufgeregt ohne Ende.

Ist das Ding kaputt? Piept gar nicht. Muss kaputt sein. Oder ist die Batterie alle? Ich schaue alle fünf Minuten auf das Display - offenbar ist technisch alles ok. Nix tut sich.

Kurz vor Dienstende ist es dann soweit: Ich habe mein allererstes Mal. Die knappe Meldung über Funk: Apoplex, männlich, achtundzwanzig Jahre.

„Schlägle", wie Manni, mein schwäbischer Sanitäter, verniedlichend sagt. Schlaganfall. Eine brutale Erkrankung. Ein Blutgerinnsel verstopft von einer Sekunde auf die andere wichtige Adern im Kopf, so dass das Gehirn Schaden nimmt. Im schlimmsten Fall dann Lähmungen, Sprachverlust oder gar Tod.

Mit Alarm geht es über die Fildern. Mir schlägt das Herz bis zum Hals. Als wir das Zweifamilienhaus erreicht haben, kommt schon eine junge Frau mit Kleinkind auf dem Arm auf uns zu gelaufen. „Beeilen Sie sich, mein Thomas stirbt, er reagiert auf nichts, macht nur noch Grimassen."

Genauso ist es dann: der junge Mann windet sich auf dem Boden, „kein Bild, kein Ton", null Reaktion auf Ansprache. Seine Pupillen sind rund, der rechte Mundwinkel hängt herunter. Er sabbert und sein rechter Arm ist scheinbar lahm. Passt alles. Ich bin mir sicher: Schlaganfall mit gerade mal Ende 20.

Mir zittern die Hände, als ich versuche, ihm einen Tropf zu legen. Dazu das Gehampel von Thomas mit seinem nicht gelähmten linken Arm. Der liebe Gott steht mir bei: erster Versuch und gleich ein Treffer.

„Zucker nicht messbar", höre ich Manni hinter mir sagen, als ich gerade die Tropfkanüle festklebe. Er hat mit einem Tropfen Blut einen Blutzuckerschnelltest gemacht. Da hätte ich vor lauter Aufregung im Leben nicht dran gedacht.

Ups? Unterzucker? „Kann sein, hat er eben Läuse *und* Flöhe. Unterzucker *und* Schlaganfall", denke ich im Stillen und grüble schon, ich welche Schlaganfallklinik wir Thomas fahren werden.
Manni gibt mir eine Spritze. „20 Milliliter Glucose 40 %", sagt er, eine hochdosierte Zuckerlösung.

Etwa zwei Minuten, nachdem ich die Lösung gespritzt habe, hört Thomas auf mit Zucken, liegt einfach nur ruhig auf dem Boden. Zwei Minuten später öffnet er die Augen und nach weiteren fünf Minuten sitzt er dann völlig normal auf dem Sofa neben mir. Alles an ihm ist wieder komplett in Ordnung: er spricht normal, der Mundwinkel hängt nicht mehr und sein Arm funktioniert wieder. Er erzählt mir, dass er zuckerkrank sei und vergessen habe, ausreichend zu essen, nachdem er sich Insulin gespritzt hatte.

Kein „Schlägle", wie die Schwaben sagen, Unterzucker war sein Problem. Seiner jungen Frau stehen die Tränen in den Augen. Und mir auch.

Fazit des Tages: Medizin ist der Wahnsinn. Notfallmedizin erst recht. Und: Manni ist der Beste - ohne seine Routine hätte ich Anfänger den Unterzucker nicht erkannt.

Feuertaufe bestanden.

Matsch

1997 – ich bin jetzt seit einem Jahr als Notarzt unterwegs. So eine richtige Scheiße blieb mir bisher erspart. Klar, es gab Tote, Blut und Benzingeruch. Aber eigentlich nix, was mich richtig nachhaltig angefasst hat.

Wir haben Sommer. Kurz nach eins an einem Freitagmittag, als es piept. Heute haut mir das Schicksal voll auf die Fresse!

„Verkehrsunfall, eine verletzte Person."

Ich nehme meine Jacke vom Haken und laufe zum Klinikausgang, wo mich der NEF-Fahrer Sekunden später abholt. Über Funk erfahren wir, dass es einen Unfall vorm hiesigen Gymnasium gegeben hat. Die knapp zwei Kilometer Anfahrt fliegen an mir vorbei. Als wir in die Glasergasse einbiegen, sehe ich bereits das Warnblinklicht von einem Schulbus, daneben das Blaulicht eines Polizeiautos.

Ich steige aus und laufe vor. Da liegt sie. Sophia. Dreizehn Jahre alt. Zwischen Bordstein und dem Heck des Schulbusses. Ihr Fahrrad wenige Schritte dahinter. Komplett Schrott. Ist der Bus drüber gerollt.

Über Sophia auch.

Sie ist nach der sechsten Stunde mit dem Rad auf dem Nachhauseweg, als der Schulbus beim Überholen ihren Fahrradkorb von hinten tuschiert. Sie schlingert, verliert das Gleichgewicht und stürzt genau vor den Bus. Der überrollt sie zunächst mit dem rechten Vorderreifen und dann mit dem hinteren Zwillingsreifen. Jetzt erst steht er.

Der Anblick ist der reinste Horror. Alles Matsch. Kopf, Hals und Brustkorb im wahrsten Sinne „breit gefahren." Der Schädel ist offen. Hirn tritt aus. Das Gesicht ist nicht mehr als Gesicht zu erkennen. Irgendwo sehe ich Zähne, aber keinen Mund, die Augen treten aus dem Kopf, keine Nase. Überall Blut. Ihre langen blonden Haare in einer riesigen Lache aus Blut und unbekanntem menschlichem Gewebe. Der Hals ist flach wie eine Zigarettenschachtel. Auf dem weißen Girlie-Shirt neben Blutflecken auch Reifenspuren ... Ich habe das Gefühl, dass es mir die Beine wegreißt.

„Willste intubieren?", fragt mich mein Sani. Ich drehe mich um und bedeute ihm, dass wir nichts mehr machen *können*. Nichts mehr außer diesen geschundenen jungen Körper vor den Blicken und den Fotoapparaten der bereits anwesenden Presse zu schützen.

Das folgende Wochenende ist ein Alptraum für mich, habe ich doch selbst Kinder.

Am darauffolgenden Montag rufe ich in der Rechtsmedizin an, um zu erfahren, was die Obduktion des Kindes ergeben hat. „*Wer* sind Sie? Der Notarzt vom Unfallort? Ich darf ihnen keine Auskunft geben. Es wird wegen des Anfangsverdachtes auf unterlassene Hilfeleistung beziehungsweise Totschlag wegen Unterlassung gegen Sie ermittelt. Bitte rufen Sie am Nachmittag nochmal an. Dann darf ich Ihnen eventuell etwas sagen."

Wie vom Blitz gerührt lege ich auf. Unterlassene Hilfeleistung, weil ich entschieden hatte, nichts Lebensrettendes mehr für das Kind tun zu können. Habe ich einen fatalen Fehler gemacht? Habe ich die Unfallsituation falsch eingeschätzt? Hätte das Kind mit einem *guten* Notarzt überlebt? Was bedeutet das alles? Gericht? Knast? Eine schier endlose Zeit bis zum

Nachmittag liegt vor mir. Mein Kopf dröhnt. Ich tigere durch die Klinik, versuche, mich irgendwie abzulenken. Es gelingt nicht.

Um vierzehn Uhr klingelt mein Diensthandy. „Rechtsmedizin, Dr. Meier am Apparat, wir hatten heute Morgen schon gesprochen. Ich hatte Rücksprache mit der Staatsanwaltschaft. Die Ermittlungen gegen Sie sind eingestellt. Das Kind hatte allein schon sechs Verletzungen, die jeweils nur für sich betrachtet nicht mit dem Leben zu vereinbaren sind. Hirndurchtrennung, Halswirbelsäulendurchtrennung, Abriss der Halsschlagadern, Lungenabriss beidseits, Abriss der Hauptschlagader vom Herzen, Brustwirbelsäulendurchtrennung."

Den Rest des Telefonates erlebe ich wie durch Watte. Ich will nur noch raus aus der Klinik, ab nach Hause, scheiß Medizin, fuck, hätte ich bloß was Anderes studiert. Mein von mir sehr verehrter Chefarzt sieht mich gehen, deutlich vor Feierabend. Er sagt nur: „Bleib auch morgen noch zu Hause."

Ich pflaster dir eine!

Nachmittags gegen achtzehn Uhr bekommen Markus und ich, gerade noch im Notarztwagen auf dem Rückweg zu unserer Wache, einen Einsatz über Funk vermittelt. „Marta M., Luftnot, zweiundachtzig Jahre, bedingt ansprechbar."

Scheinbar ist im Nachbarlandkreis notfallmäßig die Hölle los: beide Notärzte von dort müssen im Einsatz sein, denn wir werden um Unterstützung in diesen Kreis gebeten. Auf gehts. Blaulicht an. Los.

Nach zirka achtzehn Minuten erreichen wir den Einsatzort. Ein idyllisches Dorf. Fachwerkhäuser, Pferdekoppeln, Kinder auf dem Spielplatz. Wir sind zuerst hier – der Rettungswagen hat ebenfalls eine lange Anfahrt.

„Kommen Sie schnell, meiner Mutter gehts nicht gut!" Wir schnappen uns Rucksack, EKG, Beatmungsgerät und Absaugung und laufen der gut fünfzigjährigen Frau hinterher, die uns in ein geräumiges Zimmer im Erdgeschoss des Einfamilienhauses führt. In der Mitte ein Pflegebett, das Kopfteil maximal hochgestellt, die Oma im Bett mit tiefblauen Lippen. Spucke läuft ihr aus dem Mund. Die Augen hat sie geschlossen.

„Das geht so seit dem Abendessen, ganz schläfrig isse, so kennen wir Mutter gar nicht, dabei war sie doch heute erst noch beim Doktor."

„Weswegen?"

„Sie hatte so Rückenschmerzen." Erste Informationen in

Sekundenschnelle. Ich spreche Marta an. Nix. Mein Zwicken in ihr Ohrläppchen lässt sie unbeeindruckt. Erst kräftiges Kneifen in die Haut am Hals entlockt ein Grunzen. Ihr spärlicher Atem blubbert. Wir messen eine Sauerstoffsättigung im Blut von nur noch neunundsiebzig Prozent. Viel zu wenig! Schnell nehme ich das kleine Handtuch vom Nachtschrank, wische den Mund ab. Dann meinen Finger in ihren Mund. Nach einer Runde durch die Mundhöhle kann ich reichlich Essensreste hervorholen. Markus hat inzwischen die Sauerstoffmaske vorbereitet, die er jetzt der alten Dame aufsetzt, bevor er anschließend gleich das EKG klebt. In der Zwischenzeit höre ich die Dame ab und lege einen Tropf. Die Lunge hört sich nicht so schlecht an, vielleicht ein geringes Rasseln. Hat Marta ihr Abendessen in die Lunge bekommen? Wir sind immer noch nur zu zweit vom Rettungsdienst. Da wünschst du dir, dass du ein Tintenfisch wärst – mit acht Armen. Als ich ihr den Absaugschlauch in den Hals schiebe, kommt kaum Gegenwehr. Die Sättigung steigt nicht vernünftig an. Marta atmet zu wenig, als würde der Atemantrieb fehlen. Hatte sie einen Schlaganfall? Eine Hirnblutung? Irgendwas anderes Neurologisches? Der Bewusstseinszustand würde dazu passen. Ich schaue in ihre Augen. Die könnten Aufklärung geben.

Jene Nerven am Auge, die uns sehen lassen, reagieren ganz sensibel auf Druck im Kopf. Steigt der Druck, zum Beispiel durch eine Hirnblutung, führt das häufig dazu, dass die gedrückten Augennerven die Pupillen unrund oder ungleich groß werden lassen.

Martas Pupillen sind rund, wie sie sein sollen, aber eher zu klein. Sicher nicht zu groß.

„Welche Medikamente bekommt ihre Mutter?" Die Tochter gibt mir einen Zettel. Tausend Tabletten, alles Mögliche, aber nicht das, wonach ich suche: ein starkes Schmerzmittel, Morphium oder sonst ein Opiat, also eine Art Heroin. Diese

Medikamente machen die Pupillen eng. Und sie lähmen bei Überdosierung das Atemzentrum, so dass Erstickung droht. Passt alles zu Marta. Indes, auf dem Medikamentenplan steht davon nix. Und heroinsüchtig wird Marta mit 82 nicht sein.

„Ist das wirklich alles, was ihre Mutter an Medikamenten hat?" Die Tochter nickt, während sie die Tür öffnet, um die RTW-Besatzung reinzulassen.

Martas Zustand wird schlechter. Jetzt erbricht sie. Markus ergreift ihren Oberkörper und zieht ihn zur Seite, so dass das Erbrochene ungehindert ablaufen kann und nicht in die Lunge gerät. Dabei verschiebt sich das Nachthemd, so dass ich kurz auf ihr Schulterblatt schauen kann. Ein Pflaster!

„Narcanti", rufe ich Markus zu, während ich erst das Pflaster abreiße und dann erneut den Mund von Erbrochenem befreie.

„Ach ja, Mutter hat ja heute vom Doktor so ein Pflaster gegen die Rückenschmerzen bekommen. Das steht nicht auf dem Plan."

Ich spritze das genannte Medikament, das vor allem an Bahnhöfen bei Junkies mit Überdosierung Anwendung findet. Die alte Dame wird von Sekunde zu Sekunde wacher.

„Marta, tief schnaufen!"

Sie folgt meinem Kommando. Der Sauerstoffgehalt im Blut steigt. Marta ist wieder da. Was denn los sei? Was die ganzen Menschen denn bei ihr machen würden? Ich erkläre ihr, dass sie wohl durch das Schmerzpflaster eine zu hohe Dosis Morphium bekommen hat, so dass sie einerseits bewusstlos war und andererseits fast mit dem Atmen aufgehört hat.

Wir laden die jetzt redselige Patientin ein und bringen sie zur

Überwachung in die Kreisklinik.

Wahnsinn – 0,4 Milligramm „Gegengift" entscheiden zwischen Leben und Tod.

Heute waren wir schnell genug.

Polnische Wirtschaft

Früher Abend in Niedersachsen. Es piept. "Bewusstlose Person auf Feldweg." Nach zehn bis zwölf Minuten haben wir den Einsatzort mit Hilfe von GPS-Ortung erreicht: Middle of Nowhere. Irgendwo zwischen Rüben- und Kartoffeläckern muss das NEF vor einer Neunziggradkurve hinter einem riesigen Gespann aus Trecker und zwei Anhängern anhalten.

Ein aufgeregter Bauer führt mich an seinem Traktor vorbei. Direkt hinter der Kurve liegt die "bewusstlose" Person auf dem Rücken mit riesiger Platzwunde an der Stirn. Ein Fleck auf der Jeans zeigt, dass der Mann sich eingepinkelt hat. Eine kurze Untersuchung. Wir sind zu spät gekommen. Der Mann ist tot.

Der Landwirt berichtet mir, dass sein angestellter polnischer Treckerfahrer den Mann auf dem Feldweg liegend vorgefunden habe, als er mit dem landwirtschaftlichen Gespann um die Ecke gebogen sei.

Ich schaue mir die Szene nochmal an. Der Tote liegt auf dem Rücken. Er hat aber eine riesige Platzwunde im Gesicht und nicht am Hinterkopf. Rechts vom Leichnam sehen wir einen roten Fleck auf dem Kies des Feldweges – Blut? Die Hose des Mannes ist im Bereich des linken Oberschenkels nass. Neben dem linken Oberschenkel befindet sich dunkel gefärbter Kies. Keine Frage: der Körper wurde gedreht, von der Bauchlage in die Rückenlage.

Hmm, komisch. Zufall? Unfall? Mensch gegen Traktor? Gewaltverbrechen auf abgelegenem Feldweg?

Meine Fragen an den polnischen Gastarbeiter, ob es denn einen Unfall gegeben habe oder ob er den Mann gedreht habe, werden verneint. Der Mann ist sehr aufgeregt, fängt immer wieder an zu weinen.

Wie immer in Fällen unklarer Todesart verständigen wir die Polizei.

Als die Kripo eintrifft, ist es längst stockdunkel. Die Jungs der benachbarten Feuerwehr können helfen und sorgen mit ihrer Technik für ausreichend Beleuchtung. Gemeinsam kommen die Kriminalisten überein, dass der Tod des Mannes völlig unklar ist. Die Staatsanwaltschaft ordnet daraufhin die rechtsmedizinische Leichenöffnung an, um die Todesursache zu klären.

Einige Tage später erfahre ich, dass die Obduktion einen natürlichen Tod feststellen konnte. Der Mann hatte komplett verkalkte Herzkranzgefäße und so einen tödlichen Herzinfarkt beim Feierabendspaziergang erlitten.

Und die Drehung von der Bauch- in die Rückenlage? Die polizeiliche Anhörung des Gastarbeiters mit einem richtigen Polnisch-Dolmetscher ergab, dass er den Mann doch umgedreht hatte, als er ihn fand.

Lieber Gott, warum tust du das?

Nachmittags um drei geht mein Pieper. „Bewusstloses Kind, 6 Monate, Forsthaus XY."

DAS will kein Notarzt lesen! DA musst du beim Lesen fast brechen! DAS ist die Hölle!

Wir rasen mit Affentempo über scheinbar endlose Landstraßen durch die Wälder des Mittelgebirges bis Karl – mein heutiger NEF-Fahrer – irgendwann in einen Forstweg einbiegt. Anfangs noch Asphalt, dann über Stock und Stein bis wir nach einer Ewigkeit endlich am Forsthaus angelangt sind. Wir sind die Ersten. Der RTW ist noch nicht da.

Die Haustür steht offen. Ich rufe. Ein Mann, der Kleidung nach der Förster, kommt mir mit einem Bündel von Kind entgegengelaufen. Schlaff wie ein nasses Badetuch hängt der Säugling in den Armen des Mannes. Als mir der Förster gegenübersteht höre ich den Rettungswagen vor das Forsthaus rollen. Ich stelle mich in Sekundenschnelle vor und nehme das Kind entgegen, das mir der Mann, der wohl der Vater ist, mit Tränen in den Augen übergibt.

„Ralf ist nach dem Mittagsschlaf nicht aufgewacht", sagt er mir noch, bevor es mit großen Schritten rasch zum Krankenwagen geht, der zwischenzeitlich eingetroffen ist. Tür auf, rein ins Auto, Säugling sanft auf die Trage. Der Kopf ist blitzeblau. Fast violett. Kein Puls. Keine Atmung. Die Pupillen seiner strahlend blauen Augen sind weit. „Hubschrauber", rufe ich Karl zu.

Schnell den Kindernotfallkoffer! Mit der kleinsten Beatmungsmaske drücke ich Luft durch Nase und Mund in den kleinen Menschen, derweil Thorsten sofort mit der Herzdruckmassage beginnt: Zwei Finger drücken ab jetzt gut hundertzwanzigmal pro Minute auf das winzige Brustbein. Karl zerschneidet den Strampelanzug, nachdem er über Funk einen Rettungshubschrauber angefordert hat und klebt die EKG-Elektroden auf die Brust. Nix. Nada. Scheiße. Nulllinie. Ich sage Michael, dem zweiten Mann aus dem RTW, dass er die Beatmung übernehmen soll.

Wir brauchen einen Zugang! Der kindliche Körper benötigt das Stresshormon Adrenalin, soll sein Herz wieder anfangen zu schlagen. Karl gibt mir auf Ansage die Bohrmaschine. Damit wird eine Knochenmarkkanüle in Windeseile in das Schienbein gebohrt. Die verabreichten Medikamente resorbiert der Körper genauso gut aus dem Knochenmark. Gesagt, getan. Derweil Thorsten und Michael weiter im Wechsel drücken und beatmen, spritze ich die erste Dosis Adrenalin. Nach einer Minute ein Blick auf das EKG. Nix. Weiter drücken.

In der Zwischenzeit mein erster Versuch, einen Beatmungsschlauch in die Luftröhre zu legen. Der geht in die Hose. Der Schlauch landet in der Speiseröhre. Der zweite Versuch gelingt. Das Beatmungsgerät ist bereits von Karl auf „Säugling" eingestellt, so dass der Wechsel vom Beatmungsbeutel zur Maschine flott vonstattengehen kann. Die nächste Dosis Adrenalin. Weiter drücken. Abwarten. Kurze Pause. Blick auf das EKG. Nix. Weiter drücken. Wieder Adrenalin. Weiter drücken. Pause. Blick auf das EKG. Nulllinie. Weiter drücken.

Nach zirka dreißig Minuten trifft die Hubschrauberbesatzung ein. Sie mussten abseits landen und noch eine Strecke zu Fuß absolvieren. Das Wesentliche ist schnell berichtet, so dass ich den Hubschrauberarzt bitte, sich mit dem Vater zu unterhalten, um weitere Hintergründe zu erfahren.

Adrenalin. Weiter drücken. Kurze Pause und rascher Blick auf das EKG. Nulllinie. Weiter drücken.

Mein Kollege kommt wieder. Der Junge sei ein halbes Jahr alt und wurde nach seinem Fläschchen zum Mittagsschlaf gebettet. Als die Mutter gegen halb drei nach ihrem Sohn sah, habe er nur noch regungslos dagelegen. Der Vater habe das Kind dann die ganze Zeit beatmet. Wesentliche Vorerkrankungen habe der kleine Ralf nicht, die Schwangerschaft sei normal verlaufen.

Wieder Adrenalin. Weiter drücken. Wieder Blick auf das EKG. Nulllinie. Weiter drücken. Wir sind jetzt seit fünfundvierzig Minuten dabei. Wir verabreichen zusätzlich ein anderes Medikament.

Weiter drücken.

Wieder Adrenalin.

Weiter drücken. Kurze Pause und rascher Blick auf das EKG. Nulllinie. Weiter drücken.

Neuerliche Pause beim Drücken. Da! Zacken auf dem EKG! Ganz deutlich. Ein schwacher Puls in der Leiste.

Michael setzt sich ans Steuer des RTW. Wir rumpeln über den Waldweg zu der Wiese, wo der Hubschrauber steht. Schnell ist das ganze medizin-technische Gedöns umgeladen, da dröhnt auch schon die Turbine des Helikopters. Abflug in die Uni-Kinderklinik.

Die Jungs sind euphorisch, als sie den RTW aufräumen, total aufgekratzt. Ich auch. Sollte das wirklich noch geklappt haben? Bevor wir abfahren, erkläre ich dem Försterehepaar, wo sie sich in der Uniklinik melden sollen. Die beiden bedanken sich mit rot geweinten Augen.

Zurück auf der Rettungswache sitze ich ziemlich mitgenommen allein in meinem Bereitschaftszimmer. Am Abend ein Anruf. Der Hubschrauberarzt meldet sich aus der Uniklinik. Der kleine Ralf hat es nicht geschafft. Ist auf der Intensivstation verstorben.

Leere. Mir laufen die Tränen.

Lieber Gott, warum tust du das?

Hast 'n Arsch auf?

Nachmittags um drei Uhr. „Chirurgisch, Talstation." Diese knappe Meldung auf dem Pieper kann alles bedeuten: von „einfacher", aber schmerzhafter Sprunggelenksfraktur bis zu übelster Wirbelsäulen- oder Beckenverletzung. Wir kämpfen uns mit Blaulicht durch dichtes Schneetreiben im ansonsten idyllischen Tiroler Skiort. Als wir die Talstation der Gondelbahn erreicht haben, grinst mich der „Burger Anton", einer der Pistenretter, an. Ich werde noch verstehen, was er meint.

In der kleinen, total überwärmten San-Station liegt Mareike auf der Behandlungsliege. Sie ist eine gut dreißigjährige holländische Snowboarderin mit total blutiger Hose und dickem Verband am Hintern. Auf dem Stuhl davor sitzt ihr Ehemann Piet.

„Was ist passiert?"

In gebrochenem Deutsch versucht der offensichtlich geknickte Piet mir das Geschehene zu erklären. Anton geht ihm zur Hilfe: Piet würde sich seit Jahren immer selbst um den Skiservice, also das Wachsen und Kantenschleifen des Snowboards von Mareike und seines eigenen kümmern. Heute seien Mareike und er wie immer auf ihren Boards im Skigebiet unterwegs gewesen. Irgendwann habe Mareike eine kurze Pause gemacht und sich – das Board noch fest an die Füßen geschnallt – auf die Piste gesetzt, um zu verschnaufen. Piet sei ihr gefolgt und habe sich dann zur Pistenpause zu ihr gesellen wollen.

Mit elegantem Einwärtsschwung wollte er hinter seiner wartenden Gattin „einparken", habe dann aber mit seinem

33

Board zu wenig Abstand zur sitzenden Mareike eingehalten. Genau genommen zu wenig Abstand zu ihrem Hintern, so dass er seiner Frau den Hintern langstreckig mit der Snowboardkante aufgeschnitten hat.

Da „viel" Blut geflossen war, hatte man den Notarzt verständigt.

Game Over

Ende der Neunziger. Sonntagvormittag. in einer süddeutschen Großstadt schlägt mein Pieper Alarm. „bewusstlose Person in Tiefgarage." Bei diesem Stichwort denke ich zuerst an den Rand der urbanen Gesellschaft, an Drogen, an Urin und an Erbrochenes in dunklen Ecken. Flott geht es mit Blaulicht in der G-Klasse durch die Stadt. Kaum Verkehr. Offenbar sind fast alle Schwaben brav im Gottesdienst oder im Mercedes-Museum.

Einige Jugendliche erwarten uns bereits und winken, als wir die Einfahrt der Kaufhaustiefgarage erreichen. Johannes, Zivi und Fahrer des Notarztautos, geht mit mir zusammen die Abfahrt der Tiefgarage hinunter.

Der Vorraum zur Hölle!

Blasse „Untote" sitzen an endlos langen Tischen vor zahllosen flackernden Bildschirmen. Pickelige Teenager-Zombies mit dunklen Augenrändern hämmern wie von allen guten Geistern verlassen auf ihre Tastaturen. Lautes Geballer aus Computerlautsprechern, helle Explosionen auf den Monitoren. Willkommen auf einer LAN-Party.

Vor einer dieser Tastaturen liegt der sechzehnjährige Kevin mit seinem Kopf auf dem Tisch. Zwischen Colaflasche, Computerkabeln und Aschenbecher. Um ihn herum seine verstörten Kumpel. Kevin hätte irgendwann immer schlechter „gefightet" und zuletzt am ganzen Körper gezuckt. Wie bitte? Ich stoße ihn an. Wie betrunken schaut er mich aus glasigen Augen an. „Eishockey", verstehe ich ihn sagen. Was? Ich kapiere kein Wort. Ein Mitspieler übersetzt für mich: „Alles ok."

„Blutdruck 100 zu 80, Puls 110, Sauerstoffsättigung 97 %", ruft mir Johannes zu. Und kurze Zeit später, nachdem ein Tropf gelegt wurde: „Zucker 82." Alle medizinischen Werte soweit wirklich erstmal „Eishockey." Meine neurologische Untersuchung zeigt bis auf Kevins Verlangsamung nix Auffälliges: eingenässt hat er nicht, er antwortet angemessen und kann alles bewegen. Seine Pupillen sind auf beiden Seiten gleichgroß und werden schnell eng, als ich die Augen mit der Taschenlampe blende.

Seit knapp 2 Tagen läuft die „Doom-Party" („Doom" war der erste große Egoshooter-Erfolg). Wie ich erfahre, hatte sich Kevin seit zirka sechsunddreißig Stunden ausschließlich von Zigaretten, Cola und Tütensuppen „ernährt." Geschlafen habe er gar nicht. Das sei hier normal.

Ich habe den Verdacht auf einen „fotogenen Krampfanfall." Vielleicht ist es auch „nur" ein Erschöpfungssyndrom. Mit einer Infusion geht es in eine neurologische Klinik. Einer speziellen Therapie bedarf es erst mal nicht.

„Game Over." Jedenfalls für dieses Wochenende.

Zähes Luder

Auf der Rückfahrt vom Einsatz zur Rettungswache erhalten wir einen Funkruf von der Rettungsleitstelle. Wo wir denn gerade wären. Karsten, der Fahrer des Notarztwagens, antwortet knapp: „Bundesstraße 6, Höhe bla-bla-bla."

„Dann habe ich einen Einsatz für euch." Und weiter: „Bewusstlose Person, sechsundsiebzig Jahre, weiblich, Laienreanimation nicht möglich." Noch fix die Einsatzadresse, Blaulicht an, los.

Nach zirka fünf bis sechs Minuten sind wir da, der ebenfalls alarmierte Rettungswagen leider noch nicht, so dass wir das gesamte Rettungs-Equipment, also riesiger Notfall-Rucksack, Beatmungsgerät, EKG-Gerät und Absauger selbst mitnehmen müssen. Scheiß Schlepperei! Meist ist der Rettungswagen eher da und dann muss dessen Besatzung alles tragen.

Bis auf ein erleuchtetes Fenster ist das kleine Haus samt Umgebung stockdunkel. Wir suchen die Klingel. Karsten findet sie dank iPhone-Taschenlampe. „Kommen sie hoch", ruft eine Stimme, als wir das Haus betreten.

Maria sei auf dem Weg in die Küche umgefallen, sie antworte nicht – der kleine Opa, offenbar der Ehemann der Patientin, überschlägt sich fast beim Sprechen.
Und so liegt Maria da: rücklings im halbdunklen Flur. Hat „kein Bild, kein Ton" - bewusstlos.

Wir ziehen die zierliche Frau rasch ins Wohnzimmer. Da sind Platz und Licht. Ich suche den Puls der Schlagader am Hals und überprüfe die Pupillen, derweil Karsten zwei große EKG-

Klebeelektroden und den Beatmungsbeutel bereitmacht.

Als ich ihm bestätige, dass ich keinen Pulsschlag fühlen kann, fängt Karsten an zu drücken. Mitten auf das Brustbein. Hundertmal pro Minute – genau der Takt von „Ha-ha-ha-ha stayin' alive, stayin' alive, ha-ha-ha-ha stayin' alive" der „Bee Gees". Passt im doppelten Sinn.

An seinen Armen vorbei klebe ich die beiden Elektroden auf Marias Brustkorb. Als sie sicher platziert sind, macht Karsten eine Pause, so dass wir rasch zweimal Luft in ihre Lungen pumpen und die Herzströme vom EKG-Monitor ablesen können: Kammerflimmern! Marias Herz steht nicht still. Im Gegenteil: es rast wie verrückt, zuckt unrhythmisch, zittert, hat dabei keine Zeit mehr, sich mit Blut zu füllen. So kommt es dann zum Kreislaufstillstand. Karsten drückt unmittelbar weiter, derweil ich den Defi lade. Als das „Fertig, geladen!"-Signal ertönt, kommt endlich auch die Besatzung des Rettungswagens. Karsten tritt zurück, zack! – zweihundert Joule Strom durchströmen schlagartig Marias Körper. Karsten drückt sofort weiter. Ich taste den Hals ab. Jedes Mal, wenn Karsten drückt, spüre ich die große Schlagader unter meinem Finger. Karsten soll kurz pausieren. Ein Blick auf das EKG – jetzt nach dem Stromschock ein normaler Rhythmus. Das Kammerflimmern ist durchbrochen und der Puls am Hals bleibt fühlbar. Marias Kreislauf ist wieder da!

Nunmehr zu viert ist die Lage entspannter: die drei Rettungsassistenten legen einen Tropf und montieren die gesamte Überwachungstechnik (Blutdruck, Sauerstoffgehalt des Blutes und „großes" EKG), derweil ich Maria einen Beatmungsschlauch in die Luftröhre schiebe. Schnell ist das Beatmungsgerät angeschlossen. Der Überwachungsmonitor zeigt unverändert stabile Kreislaufwerte. Aber vor allem: die Pupillen werden enger und reagieren auf Licht. Ein gutes Zeichen, wenn sich die Pupillen wieder verengen. Scheint, dass das Gehirn mindestens keinen Riesenschaden genommen hat.

Als wir Maria in den Krankenwagen verladen haben, gehe ich noch schnell zu ihrem Mann. Ich sage ihm, wo wir jetzt hinfahren und dass die Situation zwar ernst ist, aber nicht ganz ohne Hoffnung, da wir seine Frau ja nach ganz kurzer Zeit schon „wieder hatten" und nun gute Werte messen würden.

„Das war mir klar. Sie war schon immer ein zähes Luder. All die ganzen Jahre."

PS: Maria hatte einen Herzinfarkt, der zum Kammerflimmern geführt hatte. Etwa einen Monat später bekamen wir vom „zähen Luder" eine Dankeskarte aus der Kurklinik.

Mit Kraft geht alles

„Bewusstlose Person hinter Tür" – so steht es auf meinem Pieper, der mich mitten in der Nacht weckt. Zum Glück nur fünf Minuten mit Blaulicht durch die Kleinstadt. Als wir am Einsatzort, einem Vierfamilienhaus, eintreffen ist bereits das ganz große Besteck vor Ort: Polizei, Feuerwehr und Rettungswagen. Ich erhalte eine kurze Einweisung von den beiden Polizisten: die Nachbarn hätten sich Sorgen gemacht, es piepe in der Wohnung im Erdgeschoss unten links, auf wiederholtes Klingeln mache keiner auf.

Als ich den Polizisten folge, sehe ich von der Straße aus auf das große Haus. Alles dunkel. Nur unten links brennt hinter einer Fensterscheibe Licht, das auch den Balkon der Wohnung erhellt.

Als wir das Treppenhaus betreten, sind die Feuerwehrleute schon dabei, die massive Wohnungstür aufzubrechen – grobes Werkzeug, viel Kraft, nach kurzer Zeit ist die Tür Schrott, aber offen.

Im Innern der Wohnung piept es in der Tat laut. Mein Rufen „Hallo, jemand zu Hause?" bleibt unbeantwortet. Wir gehen einen langen Flur entlang bis zu dem einzig beleuchteten Zimmer der Wohnung. Vorsichtig öffne ich die Glastür und betrete offenbar das Wohnzimmer. die Glotze ist an, auf dem Sofa davor liegt ein Mann: bewusstlos oder Tiefschlaf plus taub, denn er atmet deutlich sichtbar, hat uns aber trotz Krach immer noch nicht registriert. Auf seinem Gesicht ist eine Beatmungsmaske, die Menschen tragen müssen, die im Schlaf längere Atemaussetzer haben. Ich stupse den Bewohner an – einmal, zweimal. Nix. Beim dritten Mal schreckt er hoch. Total von der Rolle. Ich stelle mich vor, versuche ihn zu beruhigen, derweil er sich die Maske vom Kopf nimmt. Nein, es fehle ihm an nichts, es gehe ihm gut. Und was der ganze Quatsch denn soll. Das Piepen kenne er. Komme immer mal wieder vor und käme vom Beatmungsgerät. Es habe zuletzt immer mal wieder Fehler per Alarmton gemeldet. Der Mann steht auf, geht dem Sauerstoffschlauch folgend zu dem Gerät in ein Nebenzimmer, drückt auf einen Knopf und der Apparat ist endlich still. Genauso still wie jetzt alle Beteiligten in der Wohnung.

Mein Fahrer und ich verabschieden uns höflich und verlassen die Wohnung durch die weitgehend zerstörte Tür.

Meine Frage, ob denn jemand mal vor dem Türaufbrechen einen Blick vom Balkon der Erdgeschosswohnung in das Wohnzimmer geworfen habe, bleibt von beiden Polizisten unbeantwortet. Keine Antwort ist ja bekanntlich auch eine Antwort.

PS.: in der Regel ist ein Glasfenster viel billiger als eine Wohnungstür. Deshalb bereiten viele Feuerwehren dem Rettungsdienst den Weg ins Wohnungsinnere via Fenster.

Haste ma Feuer?

2001. Es piept am frühen Abend. Die knappe Auskunft auf dem Alarmmelder: "Verbrennung in psychiatrischer Klinik."

Nach zehn Minuten mit Blaulicht und Martinshorn durch den Berufsverkehr sind wir am Einsatzort, dem Landeskrankenhaus, einer großen psychiatrischen Klinik. Die Pflegekräfte der geschlossenen Erwachsenenstation erwarten uns bereits am Eingang.

Als wir durch scheinbar endlose Stationsflure laufen, bekomme ich erste Informationen. Es geht um Doris. Zwanzig Jahre alt. Borderline-Störung. Ich bin irritiert. Borderline - das sind doch diese armen Mädchen, die sich selbst mit allem Möglichen schneiden, um sich durch diesen Schmerz wieder selbst spüren zu können. Warum also "Verbrennung in psychiatrischer Klinik"? Sicher ein Übermittlungsfehler.

Wir erreichen Doris' Patientenzimmer. Ein zarte, junge Frau sitzt mit verschränkten Armen auf ihrem Bett und starrt teilnahmslos ins Leere. Hat uns offenbar gar nicht bemerkt, ist mit ihren Gedanken sonstwo. Eine Krankenschwester sitzt vor Doris' Bett, eine Sonderwache.

Ich sehe kein Blut auf dem Boden, kein Blut auf dem weißen Bettlaken. Stattdessen riecht es nach Grill und nach verbranntem Fleisch. Die Sitzwache steht auf, greift nach Doris' linkem Arm und zeigt mir die linke Hand. OH GOTT! Der komplette Handrücken ist tief verbrannt, dunkelgrau, blasig. In ihrer Hilflosigkeit haben die Pflegekräfte irgendeine Creme draufgeschmiert, als sie auf uns warteten.

"Wie ist das passiert?", frage ich. Die Antwort schockiert: das habe Doris selbst gemacht. Sie sei doch an Borderline erkrankt. Anstatt jedoch mit Messer oder Rasierklinge zu ritzen würde sie sich mit einem Feuerzeug Verbrennungen zufügen. WAS? Ich kann nicht mal für einen kurzen Augenblick ein abgebranntes Streichholz festhalten. Wie lange muss sie das Feuerzeug an ihren Handrücken gehalten haben, um eine derart tiefe Verbrennung zu produzieren? Ich bekomme eine Gänsehaut.

Wir machen dann unsere Arbeit: Tropf legen und Kreislaufwerte bestimmen, Überwachungsmonitor. Schmerzmittel möchte sie nicht. Nur einen Verband. Wir bringen sie in die Klinik, in der ich als Unfallchirurg arbeite. Noch am selben Abend werden ihr die verbrannten Areale im Operationssaal in Narkose entfernt. Die Verbrennungen sind so tief, dass sie die Strecksehnen erreichen.

Es folgen in den nächsten vier Wochen sieben weitere Operationen, bei denen jeweils abgestorbenes Gewebe entfernt wird. Einen Großteil dieser Operationen habe ich selbst gemacht. So auch die letzte OP, bei der eine Hautverpflanzung gemacht wurde, um den großen Hautdefekt am Handrücken zu verschließen. Das war nicht so einfach, denn es gab kaum noch eine Stelle an Doris' Körper mit "normaler" Haut. Nach Jahren der Selbstverbrennungen war ihre Haut entweder durch frühere Verbrennungen oder durch die Entnahme von Spenderhaut nahezu überall verändert und ungeeignet. Irgendwie gelang es aber dennoch, so dass wir nach zirka sechs Wochen die Behandlung der linken Hand glücklich abschließen konnten.

Genau einen Tag später klingelt am frühen Nachmittag mein Klinikhandy. Ich möge mal bitte in die Ambulanz kommen. Mich haut es fast weg: in Kabine 3 sitzt Doris. Diesmal ist es ihre rechte Hand.

43

Grenzen

Mitten in der Nacht werde ich durch das Piepen aus dem Tiefschlaf gerissen. „Bauchschmerzen, Nachforderung." Komische Meldung. Bauchschmerzen sind ein sehr seltener Grund für einen Notarzteinsatz. Und dann noch eine Nachforderung durch die RTW-Besatzung, die bereits bei der Patientin ist. Ich bin gespannt.

Über Land geht es durch die Nacht in das kleine norddeutsche Dorf. Am Bauernhof angekommen empfängt uns der Altbauer. Seine Frau und die Sanitäter seien oben im Badezimmer. Zwei Treppen hoch und einmal links um die Ecke. Da sitzt dann Gerda vor mir im kleinen Bad. Im Nachthemd auf der Toilette nach Luft ringend. Mit monströsem Bauch und auffallend dünnen Ärmchen und Beinchen. Ihr total eingefallenes Gesicht schmerzverzerrt. Wäre sie nicht 75, so würde ich die Situation „dicker Bauch und krampfartige Schmerzen" womöglich als beginnende Geburt mit Wehenschmerz interpretieren. Aber so? Sicher nicht. Vielmehr denke ich an irgendeinen fortgeschrittenen Krebs in der Bauchhöhle und in dessen Gefolge einen „Wasserbauch."

Meine kurze Anamnese ergibt, dass sie schon länger Unterbauchschmerzen habe. Ihre Heilpraktikerin habe ihr immer „Schüssler-Salze" verordnet. Und nein, einen Arzt habe sie deshalb nicht aufgesucht. Ärzte würden sowieso nur Chemie verschreiben.

Wir legen einen Tropf und geben Sauerstoff. Ich verabreiche Gerda ein Medikament gegen Bauchkrämpfe und ein starkes Schmerzmittel. Dann schaffen wir es gemeinsam mit viel Mühe und der Unterstützung von Jung- und Altbauer die alte Dame in den Krankenwagen zu tragen. Der Transport erfolgt auf der Trage sitzend mit herunterbaumelnden Beinen. Jeder Versuch einer „normaleren" Lagerung muss wegen sofort einsetzender Luftnot abgebrochen werden. Der riesige Bauch drückt in alle Richtungen. Auch nach oben auf die Lunge.

Im Krankenhaus angekommen mache ich eine schnelle Übergabe an den diensthabenden Kollegen. Ich frage Gerda noch höflich, ob ich ein Foto ihres Bauches machen dürfe. Sie stimmt dem zu.

Wir verabschieden uns und wünschen alles Gute. Dann fahren wir zurück zu unserer Rettungswache. Nochmal ab ins Bett. Ich kann nicht einschlafen, wälze mich die restliche Nacht von links auf rechts. Gerdas Geschichte beschäftigt mich.

Am nächsten Morgen fahre ich in die Klinik, um zu erfahren was die Diagnostik bei Gerda ergeben hat. Man habe umgehend nach ihrer Einlieferung eine Computertomografie veranlasst. Hier habe sich schon auf den ersten Bildern ein großer Eierstockkrebs gezeigt. Weitere Informationen konnten nicht gewonnen werden, da Gerda noch während der Untersuchung auf dem Tisch des Computertomografen starb.

Schüssler-Salze haben ihre Grenzen.

Taser auf Krankenkasse

Vor einigen Jahren vormittags in Süd-Niedersachsen. Die Sonne scheint, blauer Himmel. Da piept es mitten in unser Frühstück hinein. Die kurze Nachricht auf dem Piepser: "Defi löst ständig aus."

Nach kurzer Blaulichtfahrt erreichen wir unser Einsatzziel. In der Eingangstür des Einfamilienhauses liegt die zirka sechzigjährige Gabi. Gerade als wir die Haustreppe zu ihr hinaufgehen, durchzuckt es die Patientin von Kopf bis Fuß, gefolgt von einem markdurchdringenden "Auaaaaaa." Gabi ist wach. Sie berichtet mir kurz von einem "Defi", den sie seit einigen Jahren habe.

Schnell platzieren die Rettungsassistenten die EKG-Elektroden, um die Herzströme aufzuzeichnen. Da passiert es erneut: der ganze Körper zuckt, gefolgt von einem Schmerzensschrei. Beim Versuch, einen Tropf zu legen folgt der dritte Schrei nach neuerlichem Durchschütteln. Kacke, zweiter Versuch für den Tropf. Mein erster wurde Opfer des Zuckens. Ader kaputt. Riesiger Bluterguss. Zum Glück klappt es beim zweiten Mal. Dann kann ich endlich einen Blick auf das EKG werfen: Herzrasen. Und wie! Gabis Herz rast mit Tempo 220 – 250 pro Minute. Wumm! Ein erneutes Zucken, ein erneuter Schrei.

Was ist Gabis Problem? Normalerweise schlägt unser Herz in Ruhe zirka sechzig- bis achtzigmal pro Minute und pumpt dabei das sauerstoffreiche Blut gleichmäßig in unseren Körper. Bei verschiedenen Erkrankungen ist der innere "Taktgeber" des Herzens defekt. Er gerät sozusagen außer Rand und Band. Das Herz schlägt schnell und schneller. Ungebremst. Unkontrolliert. Das Fatale: je schneller das Herz schlägt, desto weniger Zeit hat es, sich zwischen zwei Schlägen mit Blut zu füllen, welches in den Körper gepumpt werden muss. Es flattert oder flimmert vor sich hin, ohne dass noch ein vernünftiger Blutdruck hergestellt wird. Die Folge im schlimmsten Fall: erst Ohnmacht, dann Tod.

Bei Gabi wurde wegen dieses Problems ein Defibrillator (kurz: Defi) implantiert. Das ist ein kleiner Elektrokasten, etwa so groß wie eine Streichholzschachtel, der mittels Kabeln direkt mit dem Herzen verbunden ist. Registriert der Kasten, dass das Herz rast, so gibt er einen Stromstoß ab, der das Herz wieder in den normalen Rhythmus zwingen soll. So eine Art "Reset-Taste." Das Doofe: der Strom durchdringt nicht nur das Herz, sondern den gesamten Körper. Fühlt sich dann an, wie wenn man versehentlich in die Steckdose fasst. Oder vorsätzlich vom Taser des SEK getroffen wird.

Sicher sehr schmerzhaft. Mindestens unangenehm. Der blanke Horror: du bist wach, du weißt, dass dein Herz rast, weißt auch, dass es jetzt gleich wieder einen Stromschlag gibt! Todesangst. Hölle. Hölle. Hölle.

Gabis Herz rast, der Defi versucht immer wieder, den normalen Rhythmus herzustellen. Vergeblich. "Reset" funktioniert nicht. Schnell gibt mir Mike, mein heutiger Assistent und Blaulicht-Fahrer, das von mir angesagte Herzmedikament: Cordarex. Über einige Minuten injiziere ich langsam zwei Ampullen, dreihundert Milligramm. Dazu ein starkes Schmerzmittel und drei Milligramm Midazolam, welches der Patientin einen kurzen Schlaf schenkt, ihr aber vor allem die Erinnerung an diesen Vormittag rauben wird.

Wumm! Wieder dieses Zucken, "Aahhh."
Scheiße. Klappt es mit Cordarex doch nicht? Habe ich das EKG falsch interpretiert? Ist für mich heute das allererste Mal, dass ich dieses Medikament einsetzen muss. Als Unfallchirurg sind

Herzrhythmusstörungen ja nicht mein tägliches Brot. Habe großen Respekt vor dieser Droge.

Wumm! Der nächste Schock. Herzfrequenz 230 pro Minute. Mir ist heiß. Ich zweifele.

Ok. Kurz Nachdenken. Innehalten. Nochmal eine Ampulle des Medikamentes, hundertfünfzig Milligramm Zugabe, so wie ich es gelernt habe. Dann warten, warten, warten. Nach zwei endlosen Minuten passiert es endlich: das Herz springt in den normalen, ruhigen Rhythmus zurück. Medikamentöser "Reset" gelungen! Jetzt Gabi schnell in den Rettungswagen und ab in die Klinik.

Uncle Sam

Irgendein früher Abend im Herbst. Dunkel. Nasskalt. Doof. Wir werden zu einem dreiundsechzigjährigen Mann gerufen. Seit Jahren bekannte COPD, eine Art Asthma, also Schwierigkeiten mit dem Atmen. Im Herbst, wenn Erkältungswellen durch die Lande ziehen, geht es diesen Menschen häufig ganz schnell ganz besonders schlecht. So war es auch bei Dieter. Auf seinem Bett sitzend pfeift er aus dem letzten Loch, mit blauen Lippen kämpft er um jeden Atemzug. Unsere Messung der Sauerstoffsättigung im Blut zeigt einundachtzig Prozent. Normal sind mehr als zweiundneunzig Prozent. Zu diesem organspezifischen Problem gesellt sich noch ein „ganzheitliches" Problem: der Frührentner wiegt zirka hundertsiebzig Kilo, das macht das Atmen auch nicht leichter.

Schnell treffen wir die notwendigen Maßnahmen, um Dieter wieder einigermaßen auf Reihe zu kriegen: Bronchien erweiternde Medikamente und reinen Sauerstoff per Maske und ein mildes Beruhigungsmittel gegen die quälende Angst, nicht genug Luft zu bekommen. Seine Situation bessert sich ganz allmählich. Daher ist es jetzt an der Zeit, sich Gedanken über den Abtransport des Kolosses zu machen. Er wohnt im ersten Obergeschoss. Selbst bis zum Rettungswagen zu laufen fällt wegen der Erkrankung aus. Die Rettung mittels Feuerwehrdrehleiter und Tragekorb scheidet aus, da es keine vernünftige Zuwegung zum Fenster des Schlafzimmers gibt. Also: Tragetuch und rohe menschliche Kraft! „Vier Mann, vier Ecken" allerdings nicht. Müssten schon einige kräftige Retter mehr sein. Dazu das Problem, dass normale Krankentragen nur bis zu hundertzwanzig Kilo Körpergewicht ausgelegt sind. Wird die Trage zu schwer belastet, macht sie eine Grätsche. Und mit ihr dann auch der Patient.

Ich bespreche mich mit meinem Fahrer Jan. Ich hatte zuletzt mal in einer Großstadt bei der Berufsfeuerwehr einen Notarztjob gemacht. Als da ein ähnliches Problem anstand, wurde der „Schwerlast-RTW" angefordert. Es kam ein großer Krankenwagen, mit riesiger Krankentrage bis vierhundert Kilo Belastbarkeit. Dazu die komplette Besatzung eines Hilfeleistungs-Feuerwehr-LKW: Sechs Kerle, bärenstark, Kreuze wie kanadische Holzfäller. Jan sagt mir „kein Problem, ich bestelle auch den Schwerlast-RTW der Feuerwehr."

Im sicheren Gefühl, dass nun alles läuft, habe ich den Einsatz eigentlich schon abgehakt. Dieter nur noch von einer „Gewichthebertruppe" der Feuerwehr einpacken lassen, dann ab in die Klinik, fertig. Nach einer halben Stunde kommt der angeforderte Rettungswagen. Viel Platz für viel Manpower scheint er indes nicht zu bieten, aber womöglich sitzen die ganzen kräftigen Kerle ja hinten drin.

Und - schwupps! - geht zuerst die Fahrertür auf, ein junger Mann mit eher unsportlicher Figur, hager, vielleicht fünfundsechzig bis siebzig Kilo. Versteckte Kräfte? Dann geht die Beifahrertür auf – eine junge Frau, äußerlich eigentlich noch ein Mädchen, zirka hundertfünfzig Zentimeter, fünfundvierzig Kilo, ganz dünne Ärmchen. Und dann ist Schluss. Es steigt niemand mehr aus. Ist in diesem Landkreis nämlich leider anders organisiert: nur die Drehleiterbesatzung (zwei Personen) besetzt den Spezialrettungswagen, fertig, sonst keiner mehr.

Und nu? Ich gehe zu Dieter und erkläre ihm die Situation, dass es nun noch etwas dauern würde, fehlende helfende Hände und so weiter. Da fällt er mir fast ins Wort: sein Enkel sei sehr stark, würde hier um die Ecke gerade trainieren. Da auf dem Tischchen läge seine Handynummer. Ich rufe ihn gleich an. Eine freundliche Stimme. Er würde sich kümmern, käme gleich mal rum. Ich bin gespannt.

Keine zehn Minuten später kommen zwei 3er-BMW vor das Haus gefahren. Aus den Autos steigen fünf Jungs – Jogginghosen, Uncle-Sam-Muskelshirts, sämtlich so breite Rücken, dass sie kaum durch die Tür passen. Ja, sie hätten gerade gepumpt, also Bodybuilding-Training gemacht, jetzt würden sie eben noch helfen, den Opa runterzutragen.

Gesagt, getan. Geile Jungs. Einsatz erledigt.

Selbst mit viel Mühe ...

Mittagszeit. Irgendwann im Hochsommer. Fünfunddreißig Grad. Alles siecht vor sich hin, als es piept. „Bewusstlose Person." Wir werden zusammen mit dem RTW der gleichen Wache in Gang gesetzt. Anfahrt lediglich zwei Minuten. Die Polizei ist bereits vor Ort – hat uns angefordert.

Bereits im Treppenhaus des Mehrfamilienhauses stinkt es unglaublich. Unglaublich süßlich. Unglaublich durchdringend. Wer das mal in der Nase hatte, vergisst es nicht.

Die Tür im zweiten Stock geht fast nicht auf – Müllberge verhindern ein flottes Vorankommen in der Wohnung. Am Ende des Flures befindet sich das Schlafzimmer – hierin ein „Suchbild" verborgen: finde den Patienten.

Der Leichnam ist bereits in weit fortgeschrittener Fäulnis. Maden und Fliegen an allen Körperöffnungen, die Augenhöhlen leer, die Haut ledern.

Bleiben zwei Fragen: welche notfallmedizinischen Fähigkeiten trauten uns die Polizisten zu, die uns alarmiert hatten? Und weiter: für was bekam der gerichtlich bestellte Betreuer des Verstorbenen sein Geld? Betreut hatte er diesen Klienten jedenfalls nicht (ausreichend).

ACAB

„ACAB – All Cops Are Bastards." Dieses Graffiti-Motiv kommt mir in den Sinn, wenn ich an die siebzigjährige Inge denke.

„NAP", so die knappe Meldung auf meinem Pieper, also „nicht ansprechbare Person", womöglich Reanimation notwendig. Eine ewige, sicher 25-minütige Anfahrt, da wir in den Nachbarlandkreis gerufen werden. Der eigentlich zuständige Notarzt ist andernorts beschäftigt.

Während der Anfahrt erhalten wir über Funk nähere Informationen: ältere Dame im Altenheim, plötzlich Kreislaufstillstand, der zuständige Pfleger hat mit der Wiederbelebung begonnen, wird jedoch von Angehörigen der erkrankten Frau daran gehindert, zu helfen. Deshalb sei nun auch bereits die Polizei zur Unterstützung alarmiert worden.

Als wir endlich das Zimmer im Seniorenheim erreichen, zeigt sich folgende Situation: die Oma liegt auf dem Boden vor ihrem Bett, der RTW-Sanitäter leistet die wichtige Herzdruckmassage, sein Kollege beatmet mittels Beutel und Maske. Zwei Angehörige springen aufgeregt im Zimmer umher – die Sanitäter sollen mit ihrer Arbeit aufhören. Zwei Polizisten stehen ebenfalls im Zimmer, teilnahmslos an die Wand gelehnt.

Nach zirka fünfzehn Minuten beenden wir den Versuch, die alte Dame zurück ins Leben zu holen. So what?

Was bis zu unserem Eintreffen passierte, lässt mich bis heute mit dem Kopf schütteln: die Oma verliert ihren Kreislauf, der Pfleger reagiert goldrichtig und beginnt mit den lebensrettenden Maßnahmen, wird jedoch von den

Angehörigen im Weiteren daran gehindert. Die kurze Zeit später eintreffenden Polizisten stellen sich daneben, helfen weder dem Pfleger beim Wiederbeleben, noch halten sie die Angehörigen auf Abstand. So vergehen wertvolle zehn bis fünfzehn Minuten, bis die dann eintreffende Equipe des RTW die Reanimation bis zu unserem Ankommen fortsetzt. Da war dann allerdings Hopfen und Malz längst verloren.

Wir verständigen die Kriminalpolizei und erstatten Anzeige wegen unterlassener Hilfeleistung. Eine der wenigen Situationen, wo nicht gilt: wer nix macht, macht keine Fehler.

Kein Platz zum Drücken

9.50 Uhr. Es piept. Die Kurzmeldung auf dem Pieper: „Reanimation", also Wiederbelebung eines Menschen mit einem Kreislaufstillstand. Zum Glück nur drei bis vier Minuten Blaulichtfahrt im Notarztauto durch die Kleinstadt bis zur Einsatzstelle. Über Funk die Meldung, dass durch Laien bereits mit der Wiederbelebung durch Herzdruckmassage begonnen wurde.

Als wir eintreffen, ist der Rettungswagen schon vor Ort. Die Rettungsleitstelle alarmiert in schweren Notfällen immer zwei Autos: ein NEF-Team (Notarzt und Rettungssanitäter) und ein Rettungswagen-Team (RTW; 2 – 3 Rettungssanitäter). Zu meinem Erstaunen kommen die RTW-Sanitäter samt Notfall-Equipment scheinbar unverrichteter Dinge aus dem Haus. „Der Kiefer ist schon fest", so die lapidare Auskunft des erfahrenen Retters. Heißt: die Leichenstarre ist schon eingetreten, der Todeseintritt mindestens einige Stunden zurück. Nix mehr zu wollen – kann man so viel drücken wie man will.

Der Papierkram muss noch erledigt werden – Einsatzprotokoll und Leichenschauschein. Wir begeben uns in das großzügige Jugendstilhaus. Eine Herberge für Randgestalten, Menschen, die es irgendwann mal aus der psychischen Bahn geworfen hat. Eine große Wohngemeinschaft, 14 Zimmer, 14 Schicksale. Im Erdgeschoss hat Klaus sein WG-Zimmer. Seit anderthalb Jahren gehörte er dazu. Habe zuletzt schwer gesundheitlich abgebaut, so der betreuende Sozialarbeiter. Klaus wurde 1969 geboren, ist also nicht mal fünfzig Jahre alt geworden. Und nun liegt dieser massige, wohl gut und gerne hundertzwanzig Kilo schwere Mann vor seinem Bett. Grünes, fleckiges Sweatshirt, schmutzige Jeans, der Kopf massiv aufgequollen, dunkelviolett, fast schwarz angelaufen, Erbrochenes im ungepflegten Bart und an der Wange. Leichenstarrer Unterkiefer, Leichenstarre Fingergelenke.

Der liebe Gott hat es, wenn schon nicht mit Klaus, so zumindest mit dem Rettungsteam gut gemeint: eine Reanimation wäre in Klaus' Sechzehnquadratmeterzimmer unmöglich gewesen. Offenbar hat er seit seinem Einzug in diese WG kein einziges Mal seinen Unrat entsorgt. Klaus' letztes Domizil ist über und über mit Essensresten, Kippen, Kleidungsstücken, Flaschen, Kartons, Aschenbechern und sonstwas vollgemüllt. Kein schrittbreit Platz. Ein dichter „Reste"-Teppich. Es riecht erbärmlich, schlimme Mischung: Schimmel, kalte Asche und Kotze. Mich würgt es. Schnell die Bürokratie erledigen, solange wir auf die Polizei warten und denen dann die Einsatzstelle übergeben.

Super Star

Es piept nachmittags um fünf. „Verdacht auf Herzinfarkt, männlich, 42." Das Martinshorn hilft uns durch den Feierabendverkehr der Großstadt. Unser Einsatzort ist eine Hochhaussiedlung im Süden der Stadt. Kritisches Viertel.

Der Rettungswagen ist schon da. Ich schaue auf ein riesiges Klingeltableau. Alles vertreten: Meyer, Müller, Schulze. Wo ist Schmidt? Endlich. Gefunden. Im siebten Stock wohnt unser Patient. Die spannende Frage „Fahrstuhl oder zu Fuß?" wird vom Schild „Wartungsarbeiten" an der Fahrstuhltür schnell geklärt.

Kurzatmig kommen wir in der penibel aufgeräumten, fast sterilen Wohnung von Herrn Schmidt an. Überall stehen Katzenfiguren. Katzen aus Keramik. Katzen aus Stoff. Katzen aus Plastik. Ratlose Blicke der Sanitäter empfangen uns. Und Herr Schmidt. „Guten. Tag. Ich. Habe. Brustschmerzen." Stakkato Ende. Mehr sagt er nicht. Gestriegelt sitzt er auf einem Stuhl im Wohnzimmer.

Der verschwitzte, etwas dickliche Mann in Beige. Beiger Glattleder-Blouson, darunter ein beiges Hemd, bis oben zugeknöpft. Beige Bundfaltenhose, beige Socken in beigen Herrenslippern. Fettiges, mittellanges, streng gescheiteltes Haupthaar. Dazu eine aus der Zeit gekommene dunkle Brille, aus der mich weit aufgerissene Augen anstarren. Eine Mischung aus „Einer flog übers Kuckucksnest" und „Heinz Becker."

Ich bin irritiert. Warum hat die RTW-Besatzung noch nix gemacht? Warum stehen die zwei Jungs hier einfach nur rum? Keinen Blutdruck gemessen, kein EKG, keinen Blutzucker bestimmt. Alles Dinge, über die man sonst nie sprechen muss. Passieren einfach routinemäßig. Als ich gerade weiter auf Herrn Schmidt zugehe, flüstert mir einer der Sanis ins Ohr: „Der hat se nich alle."

„Hallo! Ich bin der Notarzt, seit wann haben Sie denn Brustschmerzen?"

„Schon. Lange."

„Strahlen die Schmerzen denn aus? In den Arm? Den Rücken?"

„Alles. Tut. Weh."

„Ok, dann möchte ich Sie jetzt gerne mal untersuchen. Bitte legen Sie doch Ihre Jacke ab und machen den Oberkörper mal frei."

Nix. Es passiert nix. Herr Schmidt bewegt sich nicht. „Herr Schmidt, bitte, ich möchte Sie untersuchen."

„Nur. Sie. Alleine."

Im neuerlichen Stakkatoton will er die Jungs von meinem Team wegschicken. „Herr Schmidt, das geht nicht. Ich brauche Hilfe für die Untersuchung. Wir müssen ja auch ein EKG schreiben."

„Nein! Nur. Sie. Allein."

Es geht offenbar nicht anders vorwärts. Ich geleite die Jungs aus dem Wohnzimmer und bitte sie, kurz draußen zu warten, aber die Ohren wachsam zu lassen. Herr Schmidt ist mir komplett unheimlich. Ich habe fast Angst allein mit ihm.

„Jetzt sind nur noch wir beide hier. Bitte legen Sie Ihre Jacke ab und machen den Oberkörper frei." Herr Schmidt zieht seine

Jacke aus. „Gut, jetzt bitte noch das Hemd ausziehen." Er öffnet nur den alleröbersten Knopf. Dann wieder nix. „Herr Schmidt, so kann ich Sie nicht untersuchen." Ich werde ungeduldig. „So kann ich Ihr Herz nicht abhören. Ein EKG geht schon gar nicht. Bitte, jetzt muss es mal vorangehen!"

„Wie. Sie. Verlangen." Als er jetzt endlich mit dem Ausziehen beginnt, drehe ich mich um und schaue mir das Zimmer genauer an. Neben den unzähligen Katzen stehen überall Bilder einer älteren Dame. Seine Mutter? Seine Schwester? Seine Liebe?

Als ich mich wieder Herrn Schmidt zuwende, haut es mich fast weg. Er hat sich in dieser kurzen Zeit vollständig ausgezogen! Komplett nackt steht dieser Mann nun mit erigiertem Penis vor mir. Er ist bis auf das Haupthaar komplett rasiert. Brust, Genital, Beine (in den Neunzigerjahren durchaus noch nicht üblich). Dazu auf dem schneeweißen, angespeckten Körper goldene Glitzersterne! Von oben bis unten funkeln mich Sterne an, wie sie zum Beispiel an Weihnachten an Fensterscheiben geklebt werden. Was für eine groteske Situation. Ich möchte in einem Loch versinken.

Schnell nehme ich das Stethoskop und höre meinen Patienten gründlich ab. „Hört sich gut an. Der Puls auch." Ich kann ihn dazu überreden, sich auf sein Sofa zu legen, um noch ein EKG zu schreiben. Auch das ist ok. „Bitte ziehen Sie sich wieder an. Ich glaube, dass sie keinen Herzspezialisten brauchen, Herr Schmidt. Sie benötigen jemanden, der sich um Ihre Seele kümmert. Was halten sie davon?"

Erstaunlicherweise willigt er nach kurzer Bedenkzeit ein. Als er sich angezogen hat, bringen wir ihn in die Psychiatrie.

Zirka vier Wochen später wird meine Stationsvisite durch den Besuch von zwei Polizisten unterbrochen. Sie müssten mich sprechen. Es ginge um eine Anzeige gegen mich. „Was? Sind Sie sicher, dass Sie zu mir wollen?"

Herr Schmidt war es. Er hatte mich nach seiner Entlassung aus der psychiatrischen Klinik wegen Nötigung und wegen unterlassener Hilfeleistung angezeigt.

Einerseits, weil ich ihn aufgefordert hatte, sich auszuziehen, um ihn untersuchen zu können (Nötigung). Andererseits, weil ich seine Einlieferung in die Psychiatrie und nicht in die Kardiologie veranlasst hatte (unterlassene Hilfeleistung). Ein schwachsinniger Anwalt hat ihn dabei beraten.

Ein kluger Staatsanwalt ließ mich laufen.

Höllenfeuer

Frühsommer. Gegen halb sechs am Nachmittag piept es. „Verbrennung" steht im Display meines Funkmelders. Andreas holt mich am Krankenhauseingang mit dem rotweißen BMW ab. „Wir müssen zu den Gartenzwergen. Kleingartenverein Sonnenblume."

Einmal quer durch die Stadt. Nach zirka zehn Minuten sind wir da. Die RTW-Jungs sind gerade am Ausladen: Rucksack, Sauerstoff, Absaugung, EKG. Dann alles auf die Trage. Ich schnappe noch schnell mein „Handtäschchen" mit den starken Schmerzmitteln.

Einer der Kleingärtner empfängt uns bereits am Parkplatz. „Der beschissene Rasenmäher ist explodiert", sagt er und läuft uns durch das Labyrinth der unzähligen Gärten voraus, bis wir die Parzelle von Otto erreicht haben.

Schmucker, spießiger Kleinod. Eigentlich sonst sicher ein Ort zum Wohlfühlen – schön Grill, Flasche Bier, Sonnenschirm, Füße hoch, den lieben Gott einen guten Mann sein lassen. Eigentlich!

„Aaaah! Aaaah!" Die Kleingartenidylle wird durch markerschütternde Schreie von Otto brutal gestört.

Zack! durch das Gartentor, Gemüsebeete rechts und links, dann die Gartenlaube. Dahinter liegt Otto auf dem Rasen. Neben seinem kleinen Rasenmäher. Um sich herum eine Traube anderer Hobbygärtner. Er windet sich hin und her. „Aaaah!" Eine Frau kniet neben ihm, will seine Hand halten, Otto kann vor Schmerzen nicht innehalten. Andreas drängt die

„Zaungäste" zur Seite. „Helfen Sie ihm doch!", werde ich kaum eine Sekunde anwesend aufgefordert.

Wir verschaffen uns Platz und ich mache einen ersten schnellen Bodycheck: tiefe Verbrennungen von Gesicht, Hals, Brustkorb, beiden Armen und seinem linken Bein. Am schlimmsten sind die Verbrennungen oberhalb der Gürtellinie. Otto hatte mit freiem Oberkörper gearbeitet. Eine Arbeitshose hat die Beine etwas geschützt. Insgesamt sind zirka dreißig Prozent von Ottos Körperoberfläche verbrannt. Absolute Lebensgefahr!

„Zugang, Fenta, Sauerstoff, Narkose - und den Hubschrauber", werfe ich noch hinterher. Das erfahrene Team reagiert schnell: während mir Andreas hilft, einen Tropf in den Arm des sich wälzenden Patienten zu legen, zieht Mike die ersten Medikamente auf. Uwe kümmert sich um Sauerstoff und Beatmung. Als das starke Schmerzmittel in Ottos Vene gespritzt ist, wird er langsam ruhiger. Uwe gibt mir den Beatmungsbeutel. Rasch wird Otto nun verkabelt: EKG, Blutdruck, Sauerstoffmessung. Auf meine Ansage hin spritzt Andreas nun zwei weitere Medikamente: eines zum Schlafen und eines zur Entspannung der Muskulatur.

Unter der Beatmungsmaske schläft Otto dann vollends ein. Ich öffne Ottos Mund, auch hier Anzeichen für eine Verbrennung. Er muss die heiße Luft eingeatmet haben – komplette Rötung bis tief in den Rachen. Uwe reicht mir den Spatel, damit ich den Beatmungsschlauch vorbei an der Zunge in die Luftröhre schieben kann. Dann wird unser Beatmungsgerät angeschlossen. Ab jetzt wird unser Patient mit hohem Druck mit Sauerstoff beatmet.

Kurz innehalten – in zehn Sekunden die nächsten zehn Minuten planen: Schmerz bekämpft, Patient schläft, Beatmung läuft. Vernünftige Infusion fehlt noch. Verbrennungspatienten brauchen anfangs Unmengen an Flüssigkeit. Schnelle Überschlagsrechnung: Otto wiegt zirka hundert Kilo. Mit diesen Verbrennungen braucht Ottos Körper jetzt in den ersten vierundzwanzig Stunden gut zwölf Liter Infusion, die Hälfte davon in den ersten acht Stunden. „Noch 'n Zugang und Volumen und bitte Anmeldung im Verbrennungszentrum. Dann zum Auto", sage ich.

Nachdem wir einen weiteren Tropf gelegt haben, werden die Brandwunden so steril wie möglich verbunden und der Patient auf die Trage gelegt. Dann samt Material zurück zum RTW. Wir müssen an einen Ort fahren, wo der Hubschrauber landen kann. Hier im Gartenverein ist alles zu eng. Nach kurzer Fahrt erreichen wir den großen Parkplatz eines Baumarktes.

Zwanzig Minuten später fliegt Otto in das Verbrennungszentrum einer großen Unfallklinik.

PS: Was war mit Otto passiert? Er hatte Rasen gemäht. Irgendwann war das Benzin leer, und Otto wollte aus einem Reservekanister den Rasenmähertank nachfüllen. Dabei hat er versehentlich Benzin vergossen, das sich sofort am heißen Motor entzündete und zu der verheerenden Reaktion führte.

PPS: Der Schlaf, in den wir Otto versetzten, dauerte insgesamt gut sechs Wochen. Nach dieser Zeit und unzähligen Operationen konnte das künstliche Koma beendet werden. Nach einem halben Jahr wurde Otto aus dem Krankenhaus entlassen.

Geschändet und geblendet

Liebe Leserin, lieber Leser, schließe bitte kurz die Augen und stell dir folgendes vor: dein Hobby sind alte Traktoren. Du triffst dich regelmäßig mit Gleichgesinnten in einer alten Lagerhalle und ihr repariert gemeinsam die historischen Schätzchen. Und so steht ihr dann eines Tages – draußen stürmt und braust es – im Blaumann mit klammen ölverschmierten Händen an dem 1964-er Fendt. Fachsimpelei. Gehämmer. Geschraube.

Und plötzlich steht eine vollständig nackte Frau neben dem Trecker.

Bekloppt? Ich? Das kann man sich nicht ausdenken!

2003. November. Nasskalt und dunkel. Es stürmt. Knappe fünf Grad draußen. Gegen neunzehn Uhr piept es. „Psychischer Ausnahmezustand."

Die Witterungsverhältnisse lassen eine schnelle Fahrt nicht zu, so dass wir trotz Blaulicht erst zirka zwanzig Minuten nach Alarm den winzigen Ort erreicht haben. Kaum im Dorf angekommen, weist uns das Navi auch schon wieder auf den Weg aus dem Dorf hinaus. Wieder Landstraße. Nach zweihundert Metern sollen wir in einen Feldweg einbiegen. Der dichte Nebel gibt nur langsam den Blick auf eine Scheune, ein Polizeiauto und unseren Rettungswagen frei. Zwei Männer geben aufgeregt Handzeichen.

„Kommen Sie!" Und laufen auch schon durch die spärlich beleuchtete alte Scheune voran, vorbei an anderen Männern, die vor Traktoren stehen. Gespenstisch.

Am anderen Ende der Scheune stehen wir dann vor einer massiven Holztür. Darauf ein Schild: „Clubzimmer – Trecker-Verein." Kaum ist die Tür auch nur den ersten winzigen Spalt geöffnet höre ich Noras durchdringende Stimme: „Ich wurde geschändet."

Wir stehen jetzt im Clubzimmer. Sechzehn Quadratmeter getäfelte Treckerverein-Idylle mit Vereinswimpeln und Zinntellern an den Wänden und Plakaten aller möglichen Landwirtschaftsmaschinen. Idylle im Neonlicht, wenn da nicht zwei Polizisten und die zwei Sanis vom Rettungswagen wären. Und Nora! In der Mitte des Raumes steht sie. Vielleicht Ende 20, blond, wohl eigentlich hübsch. Jetzt blaue Lippen und angeklatschte, nasse, lange Haare. Eine graue Bundeswehrdecke ist über ihre Schultern gelegt.

Ansonsten ist sie NACKT. Splitternackt. Von Kopf bis Fuß.

„Ich wurde geschändet! Die himmlischen Reiter haben mich geschändet! Professor Wittkowski hat es schon 1923 vorhergesagt! Die Welt wird kollabieren! Ihr werdet alle verrecken! Die Jungfrauen sind an allem schuld! Sie werden uns blenden! Hört nicht auf Eure Eltern! Die biblische Prophezeiung tritt ein! Hört auf den Professor! Auch Ihr werdet geschändet! Seht Euch nur um! Die himmlischen Reiter werden auch zu Euch kommen!" Wie ein Maschinengewehr rattert Noras Stimme auf uns ein. Wie ein Tiger im Käfig läuft sie hin und her, dabei wild gestikulierend.

Oh, là, là – was ist hier los?

Dennis berichtet mir schnell, dass die Treckerjungs erzählt hätten, dass sie sich wie jeden Donnerstagabend zum Schrauben getroffen haben, als plötzlich Nora splitternackt in der zugigen Scheune stand. Sie hätten sofort die Polizei angerufen und Nora dann in ihr weniger kaltes Clubzimmer gebracht, wo man ihr dann eine Decke gab.

„Ich wurde geschändet! Die himmlischen Reiter haben mich geschändet! Professor Wittkowski hat es schon 1923 vorhergesagt! Die Welt wird kollabieren! Ihr werdet alle verrecken! Die Jungfrauen sind an allem schuld! Sie werden uns blenden! Hört nicht auf Eure Eltern! Die biblische Prophezeiung tritt ein! Hört auf den Professor! Auch Ihr werdet geschändet! Seht Euch nur um! Die himmlischen Reiter werden auch zu Euch kommen!"

Nora leiert ihre wirren Worte wieder und wieder heraus. Offenbar ist sie dabei komplett unbeeindruckt vom gesamten „Publikum."

„Hallo, guten Tag, ich bin der Notarzt, die Leute hier haben sich Sorgen um Sie gemacht und den Rettungswagen angerufen." Nora verstummt kurz. Schaut mich aus großen Augen an.

„Hört nicht auf Eure Eltern! Die biblische Prophezeiung tritt ein! Ich wurde geschändet!"

„Es ist doch so kalt. Bitte decken Sie sich doch erstmal richtig zu." Ich lege ihr die Decke erneut um ihren Körper.

„Meine Augen tun so weh! Ich wurde geblendet! 1923 hat das schon Professor ..."

„Hallo", falle ich ihr ins Wort. „Wir müssen Ihnen helfen."

„Ich wurde geschändet! Die himmlischen Reiter haben mich geschändet! Professor Wittkowski hat es schon 1923 vorhergesagt! Die Welt wird kollabieren! Ihr werdet alle verrecken! Die Jungfrauen sind an allem schuld! Sie werden uns blenden! Hört nicht auf Eure Eltern! Die biblische

Prophezeiung tritt ein! Hört auf den Professor! Auch Ihr werdet geschändet! Seht Euch nur um! Die himmlischen Reiter werden auch zu Euch kommen!"

Ich schaue hilflos zu meinen Sanis. Nora ist offensichtlich unverletzt. Meine erste Befürchtung eines Sexualdeliktes kann ich wohl abhaken. „Psychischer Ausnahmezustand" trifft es sehr gut. Sie muss mit einer schweren Psychose in die Psychiatrie. Bloß wie?

Unser Tragestuhl ist bereits im Clubzimmer. Vielleicht setzt sie sich ja darauf, dann – zack – anschnallen und los. Ein erster Plan.

„Bitte setzen Sie sich doch und erzählen mir von diesem Professor Wittkowski." Nora kommt näher, macht tatsächlich Anstalten sich zu setzen.

„Professor Wittkowski hat es schon 1923 vorhergesagt! Die Welt wird kollabieren! Ihr werdet alle verrecken! Ihr werdet geblendet", donnert das Sprachgewitter weiter, als sie fast vollständig sitzt und nun doch wieder aufstehen will.

Blitzschnell versuche ich sie zurück auf den Stuhl zu drücken. Nix. Ohne ihr wehzutun keine Chance. Mit Bärenkräften widersetzt sie sich, steht ruckzuck wieder mitten im Raum und redet weiter. So als sei nichts geschehen.

„Die Jungfrauen sind an allem schuld! Sie werden uns blenden! Hört nicht auf Eure Eltern! Die biblische Prophezeiung tritt ein! Hört auf den Professor!"

Mir dröhnen die Ohren. Gebetsmühlenartig immer wieder „Schändung", „Blendung", „Himmlische Reiter", …

So wird das nichts. Kurze Denkpause. Zehn Sekunden

nachdenken für die Handlungen der nächsten zehn Minuten.

Wir sind hier sechs Männer im Raum: zwei Polizisten, die zwei Jungs vom RTW, Bernd, genannt der „Commander", und ich. Während ich allen meine Idee erkläre, redet Nora ununterbrochen weiter. Bin gespannt, ob dieser Plan aufgeht.

Bernd hilft mir bei den Vorbereitungen. Schnell liegt alles parat: Stauschlauch, Pflaster und Braunüle, um einen Tropf zu legen. Der Beatmungsbeutel für den Notfall. Und das Wichtigste: die Spritze mit fünf Milligramm Midazolam. Ein starkes Beruhigungsmittel, so ähnlich wie Valium.

Noch ein letzter kurzer Blick zur Verständigung, dann tritt der „Commander" hinter Nora, die unverändert in der Mitte des Raumes ihre „Predigt" hält: „Die Welt wird kollabieren! Ihr werdet alle verrecken! Die Jungfrauen sind an allem schuld! Sie werden uns blenden! Hört nicht auf Eure Eltern! Die biblische Prophe..."

Noras Stimme erstickt, weiter im Text kommt sie nicht, da der „Commander" sie in dieser Sekunde von hinten umgreift und an ihren Schultern blitzschnell zu Boden drückt. Sofort fassen die RTW-Sanis zu und fixieren Noras Arme auf dem Boden, derweil die Polizisten Noras Beine festhalten. Schnell den Stauschlauch um Noras linken Oberarm, so dass sich ihr Blut in den Adern staut, - zack - Braunüle in die Vene, der Tropf liegt, dickes Pflaster zum Festmachen und die fünf Milligramm Schlafmittel kann ich endlich spritzen. Nun noch einige Sekunden in dieser „Sechs-gegen-eins-Position" warten. Noras Widerstand wird spürbar schwächer, sie dämmert ein.

Unsere Patientin wird nun behutsam auf die Trage gelegt und an die Überwachungsmonitore angeschlossen. Alle Kreislaufwerte sind in Ordnung. Mit Blaulicht geht es in die Universitätspsychiatrie.

No Hope

Sommer 2009. Nachts um dreiundzwanzig Uhr werden wir alarmiert. „Heftige Bauchschmerzen" meldet mir mein Pieper. Gottseidank haben wir nur eine kurze Anfahrt durch die schwäbische Metropole und so erreichen wir fünf Minuten später unseren Einsatzort im eleganten Villenviertel der Stadt.

„Guten Abend, bitte machen Sie auf. Der Rettungsdienst ist da." Hannas Mann öffnet uns das automatische Tor zum weitläufigen Grundstück, nachdem er uns vorher durch die Überwachungskamera betrachtet hat. Durch den hellerleuchteten Garten und die Eingangshalle der Villa geht es in das 1. OG zum Schlafzimmer der „Hausherrin." Die Eheleute schlafen seit Jahren getrennt. „Meine Frau ist neunundsiebzig. Seit halb acht tut ihr der Bauch so weh! Sie hatte eine Darmkrebs-OP vor zwei Jahren. Seit einer Woche wissen wir, dass der Krebs wieder ausgebrochen ist. Sie kriegt jetzt Chemo." Die Informationen des Hausherrn sind erstmal hilfreich.

„Guten Abend, ich bin der Notarzt. Wo tut es Ihnen denn weh?" Hanna ist total eingefallen. Ihre Augäpfel liegen tief in den Augenhöhlen, der ganze Körper ist ausgemergelt. Sie zeigt auf ihren linken Unterbauch. Ich frage, ob ich Sie kurz untersuchen darf. Als sie nickt, schiebe ich die Bettdecke und ihr Nachthemd hoch, so dass ich mir den Bauch anschauen kann. Hanna hat eine riesige Narbe quer über den ganzen Oberbauch, sozusagen von der Leber bis zur Milz. Typisch für eine bestimmte Dickdarmkrebs-OP. Der Bauch ist etwas angespannt. Plötzlich schreit sie los: „Aaaah!" Kurze Pause. Erneut „Aaaah." Der ausgezehrte Körper krümmt sich. „Bitte tun Sie doch was!", fordert mich Hannas Mann auf.

Dann ist wieder Ruhe, die Patientin wirkt wieder gelöst. „Ist Ihr Schmerz immer so krampfartig, kommt und geht von Sekunde zu Sekunde?"

Hanna nickt. Bevor wir einen Tropf legen, höre ich den Bauch ab. Hört sich an wie ein Darmverschluss. Den könnte sie vom erneuten Darmkrebs haben, weil der Tumor die Passage versperrt. Dann kann der Kot nicht voran geschoben werden und der Darm verkrampft.

Nachdem der Tropf gelegt ist, reicht mir Dennis die Spritzen mit einem Schmerzmittel und einem krampflösenden Medikament. Hanna ist beinahe in Minutenfrist schmerzfrei.

So what? Normaler Fall. Was gibts da groß drüber zu berichten? Fünf kleine Details:

Auf einer Kommode im Wohnzimmer stehen zwei angebrochene Medikamentenschachteln: Hannas Tabletten gegen Sodbrennen und gegen Gicht. Dahinter stehen jedoch noch zwei nagelneue Packungen. Ungeöffnet. Sehr starke Mittel gegen die Tumorschmerzen!
Diese Tabletten hat Hanna aber nie genommen. „Auf dem Zettel standen so viele Nebenwirkungen."
„Ich wollte mich heute umbringen", sagte sie, nachdem wir den Tropf gelegt hatten. Der andauernde Tumorschmerz hat Hanna förmlich „um den Verstand gebracht", ihr jede Hoffnung genommen. Sie schluckte deshalb etwa 50 Tabletten. Zum Glück waren es die Tabletten ihres Mannes für dessen vergrößerte Prostata, die keine lebensgefährlichen Komplikationen verursacht haben.
Hätte Hanna stattdessen „nur" zehn ihrer oben genannten Schmerztabletten genommen, dann wäre ihr Plan wahrscheinlich aufgegangen und sie wohl an einer Opiatvergiftung gestorben.

Was für ein Glück! Und so gab es noch das fünfte Detail. Ein schönes, fast kitschig schönes Detail:

Nachdem wir Hanna in der Klinik gegen 00.10 Uhr abgegeben hatten, gratulierten wir ihr ganz herzlich zu ihrem achtzigsten Geburtstag.

Herzschmerz

Mitten in der Nacht wird Hans von einem nie gekannten Schmerz geweckt. Es ist, als würde sein Brustkorb zerdrückt, als läge eine tonnenschwere Last auf ihm. Sein Herz schlägt bis in die Schläfen, er hat das Gefühl, zu ersticken. Sein Puls stolpert, das Herz schlägt ungleichmäßig. Kalter Schweiß tritt aus allen Poren. Ihm wird übel, Sekunden später erbricht er sich ins Ehebett. "Hans, was ist los?", schreckt seine Frau hoch. "Aaaah!" Die knappe Antwort aus Hans' schmerzverzerrtem Mund: "Schnell den Rettungswagen!"

Um drei Uhr nachts werde ich aus dem Tiefschlaf gerissen. Ich lag gerade am Strand. Sardinien. Sommer, Sonne, Sonnenschein. Jetzt: Traum aus. Scheiß Pieper! "V. a. ACS" steht da im Display. Was hier mit knapper Abkürzung von unserer Rettungsleitstelle übermittelt wird, ist für Hans dramatisch, wird sein weiteres Leben prägen: Verdacht auf akutes Coronar-Syndrom, auf Deutsch: Verdacht auf Herzinfarkt. Adern, die das Herz umgreifen und mit Blut und Sauerstoff versorgen, die sogenannten Herzkranzgefäße, sind verstopft. Der Herzmuskel droht abzusterben. Aber nicht nur der Muskel. Auch die wichtigen körpereigenen Herzschrittmacher, die im Herzmuskel liegen, bekommen keinen Sauerstoff mehr und stellen ihre Arbeit ein. Das Herz kann nicht mehr gleichmäßig schlagen. Absolute Lebensgefahr! Innerhalb von Sekunden kann es zum Herz-Kreislauf-Stillstand kommen.

Nach zehn Minuten erreichen wir gemeinsam mit dem Rettungswagen das Einfamilienhaus von Hans' Familie. "Kommen Sie schnell, das Herz von meinem Mann, er hat so Schmerzen und erbrochen, so blass isser."

Das Erdgeschoss riecht nach Kotze. Mich würgt es. Ich kann vieles ertragen, aber der Geruch von Erbrochenem. Schlimmer ist nur noch Uringeruch, wie wir ihn manchmal im Altenheim erleben. Boah!

In der Mitte des kleinen Flurs befindet sich zur Linken das Schlafzimmer. Hier liegt Hans im Bett. Kalkweiß, verschwitzt, die Bettdecke mit dem Erbrochenen bis zu den Knien runtergeschoben. Aus seinen Augen schaut Todesangst. Diesen Blick vergisst du nicht, wenn er dich mal angeguckt hat. Wir müssen Gas geben.

"Guten Abend, wir sind vom Rettungsdienst. Ihre Frau hat mir bereits berichtet. Meine Kollegen werden Sie jetzt mal verkabeln, während wir uns unterhalten."

Derweil ich das zu Hans sage, nehme ich seine Hand und taste schon mal seinen Puls am Handgelenk. Das gibt mir erste Infos und schafft menschliche Nähe. Der Puls geht schnell und unregelmäßig. Ruckzuck sind meine drei Jungs dabei, die Überwachung zu montieren: großes EKG, Blutdruck, Sauerstoff und Zucker im Blut. Bis alles installiert ist, stelle ich Hans rasch einige Fragen: Was haben Sie bemerkt? Wann fing es an? Ist es beim Luftholen schlimmer? Strahlt der Schmerz aus? Haben Sie Allergien? Nehmen Sie Tabletten? Hatten Sie schon mal was am Herzen? Hatten sie vor kurzem Operationen?

Jetzt ist das EKG bereit. Stillliegen, nicht sprechen, gleichmäßig atmen.

Mit dem EKG, dem Elektrokardiogramm, wird die "Stromkurve" des Herzens aufgezeichnet. Fließt nämlich Strom aus den körpereigenen Herzschrittmachern durch unser Herz, was bei jedem Herzschlag passiert, ergibt sich bei einem gesunden Herzen eine bestimmte Form der Kurven und Zacken auf dem EKG-Papier. Kommt es aber bei einem Herzinfarkt dazu, dass bestimmte Herzbezirke schlechter oder gar nicht durchblutet werden, dann fließt dieser Strom anders, muss Umwege nehmen und so ändert sich das Kurven- und Zackenbild.

Das EKG von Hans ist alles andere als normal. Das typische Bild eines frischen Herzinfarktes! Wir müssen jetzt alles dafür tun, Hans' Herz zu entlasten und ihn in eine geeignete Klinik zu schaffen. Und beides am besten sehr schnell!

"Blutdruck 200", sagt Harry. Das ist viel zu hoch. "Ok, erst Zugang, dann Nitro!"

Philipp kümmert sich um den Tropf, danach kriegt Hans Nitrospray in seinen Mund. Das Medikament sorgt dafür, dass das Herz weniger Sauerstoff braucht. Außerdem dafür, dass sich die Blutgefäße weiten und so der Blutdruck fällt. Dann muss das Herz nicht mehr so schwer pumpen.

"Jetzt Heparin, Aspirin, Sauerstoff, Mo und Midazolam. Und schickt bitte das EKG an das Katheterlabor." Das Team arbeitet super zusammen, wie ein Schweizer Uhrwerk. Philipp ruft die Herzspezialisten in der Klinik an, nachdem er Hans' EKG per Fax dorthin geschickt hat. "Wir sind in fünfzehn Minuten bei Euch", höre ich ihn sagen.

David gibt mir nach und nach die Medikamente. Heparin und Aspirin "machen das Blut flüssiger." Das Blut kann jetzt nicht weiter verklumpen und noch mehr Adern am Herzen verstopfen. Anschließend Morphium, kurz "Mo", ein sehr starkes Schmerzmittel, um Hans den Vernichtungsschmerz zu nehmen. Der ist ein riesiger Stressfaktor, belastet das ohnehin schon angegriffene Herz. Fünf Milligramm und Hans wirkt gelöster. Abschließend bekommt Hans noch zwei Milligramm Midazolam, ein Beruhigungsmittel. Das lässt ihn fast einschlafen, entspannt ihn noch mehr. Jetzt ist er reisefertig.

Ab in den Rettungswagen und los in die Klinik.

Dort werden wir bereits im Herzkatheterlabor vom Team der Herzspezialisten erwartet. Als das EKG per Fax in der Klinik ankam, wurde die ganze Truppe alarmiert. Rasch berichte ich, was Hans geschehen ist und was wir bisher mit ihm gemacht haben. Unser Job ist damit erledigt, in der Klinik geht es jetzt erst los. Die Herzspezialisten müssen das verstopfte Blutgefäß jetzt sofort wieder durchgängig machen. Das gelingt ihnen innerhalb von dreißig Minuten.

Hans kommt hinterher zur Überwachung auf die Intensivstation. Nach nur einer Woche in der Klinik beginnt Hans eine Reha. Feuerzeug und Aschenbecher fliegen in den Müll.

Kalte Füße – heller Kopf

Ein nebliger Sonntagvormittag, zehn Uhr. Winter bei minus fünf Grad.

„Chirurgisch. Treffpunkt Bahnunterführung XY." Bam. Kloß im Hals. Da kriegste nur vom Lesen schon einen schnellen Puls. Suizidversuch? Mensch gegen Zug? Nehme ich besser ein paar Gummihandschuhe mehr mit. Furchtbar. Ich kenne mich hier im Süden Niedersachsens an der Grenze zu Hessen nicht aus. Bin erst zum zweiten Mal als Notarzt in dieser Rettungswache. Vertretungsjob. Als ich gerade in den Notarztwagen einsteige, höre ich, wie Tanja, meine heutige Assistentin, mit der Rettungsleitstelle funkt: „Und die Polizei fährt dann vorweg?"

„Ja, ist sehr unübersichtlich dort. Ihr werdet eingewiesen."

„Vielleicht doch nicht chirurgisch. Eher leblos. Hat jemand aus dem Regionalzug gesehen. Liegt wohl jemand am Bahndamm. Die Bahn kümmert sich. Der Rettungswagen ist schon da." Oh, là, là.

Nach gut zehn Minuten Fahrt über die fast menschenleere Landstraße biegen wir auf einen Feldweg. Fünfzig Meter weiter erwartet uns wie vereinbart an einer Bahnunterführung ein Polizeiauto, das uns ab jetzt voranfährt. Wir fahren ewig. Feldweg hier, Feldweg da. Die Regionalbahnbahnstrecke ist immer wieder rechts sichtbar.

Und dann steht er da, der rote Regionalzug. Oben auf dem Gleis. Mitten auf der Strecke.

Und wir unten am Bahndamm. Mitten im Nirgendwo.

Tanja parkt hinter dem Rettungswagen. Oben am Zug steht eine Abteiltür offen. Zugpassagiere stehen neben dem Gleisbett. Die Rettungswagenbesatzung ist offenbar bereits bei unserem Patienten.

Tanja und ich steigen den Bahndamm hoch. Es ist saukalt, der Boden gefroren. Ich werde von einem der Sanis in den Zug gebeten. Auf dem Platz, wo sonst immer Kinderwagen oder Fahrräder in der Bahn mitfahren können, steht jetzt eine Schaufeltrage. Darauf liegt Karl. Die Augen geschlossen. Mike, einer der Sanis, gibt mir erste Informationen.

Gemeinsam schaffen wir Karl vorsichtig die Böschung runter in den Rettungswagen. Er ist komplett durchnässt und ausgekühlt. Mehrere Temperaturmessungen mit Infrarotthermometer im Ohr zeigen immer wieder das gleiche Ergebnis: 29,5 Grad Celsius. Absolute Lebensgefahr! Da kann es jederzeit zu nicht mehr behebbaren Herzrhythmusstörungen kommen.

Karl ist tief bewusstlos. Auf Ansprache reagiert er nicht. Auch auf Schmerzreize nicht. Sein Atem geht langsam. Und blau ist er, von der Kälte oder vom wenigen Schnaufen. Der Puls liegt bei dreißig pro Minute. Viel zu langsam. Seine Pupillen sind deutlich zu weit. Alles keine guten Zeichen. Es ist richtig kritisch.

Ich mache kurz ein paar Ansagen an das Team. Haupttenor: Wir müssen alles tun, um ihn langsam (!) zu erwärmen. Ganz behutsam schneiden wir ihm im geheizten Rettungswagen erstmal die nassen Klamotten vom Leib, so dass er nur noch auf ganz wenigen Resten seiner Bekleidung liegt. Bloß den Mann nicht mehr groß bewegen und versuchen, ihn auszuziehen. Das eiskalte Blut soll schön in den Armen und Beinen bleiben und nicht noch plötzlich durch unsere Manipulation die inneren Organe erreichen. Das wäre das sichere Ende von Karl. Dann ruckizucki das EKG aufkleben und gleichzeitig die vorgewärmten Infusionsbeutel wie Wärmekissen auf die dicken Adern in den Leisten und am Hals legen. Dann kriegt Karl noch einen Tropf gelegt, durch den wir unsere einzig verbliebene warme Infusionslösung und zusätzlich etwas Zuckerlösung verabreichen. Schnell noch ein Narkosemittel spritzen und den Beatmungsschlauch in die Luftröhre schieben. Abschließend Wärmefolie und Decke und mit Blaulicht in die Großstadtklinik. Als wir Karl auf der Intensivstation den dortigen Kollegen zur weiteren Behandlung übergeben, messen die eine Rektaltemperatur von 30,5 Grad Celsius.

PS: Wie ist denn die Vorgeschichte? Wie kommt Karl dahin? Und überhaupt? Karl ist seit Jahren Bewohner eines Heimes für Senioren mit Demenz. Am Morgen wurde er beim gemeinsamen Frühstück vermisst. In seinem Zimmer war er nicht. Er würde immer mal Spazierengehen – diesmal aber wohl unbemerkt in der Nacht. Einfach angezogen und los. Querfeldein, soweit ihn seine Beine trugen. Als er nicht mehr konnte hat er sich dann hingelegt. An den Bahndamm. Nachts in der eiskalten Middle of Nowhere.

Am nächsten Morgen hat dann ein Zugpassagier während der Zugfahrt zufällig aus dem Fenster geschaut, einen Menschen neben den Gleisen liegen sehen und sich umgehend mit Schaffner und Zugführer in Verbindung gesetzt. Ein sehr heller Kopf der Fahrdienstleitung der Bahn hat dann entschieden, dass der Zug am nächsten kleinen Bahnhof anhält und Sanis zur gesichteten Person bringen soll. Anders hätten Retter bei dem miesen Wetter nicht so schnell bei Karl sein können: der Rettungshubschrauber fliegt nicht bei Nebel. Und ein Rettungswagen benötigt befestigte Wege zur Anfahrt. Karl befand sich jedoch weit ab jeder Zuwegung. Die gesamte Strecke wurde also gesperrt und der Zug fuhr samt Rettungsequipe rückwärts bis zu dem Ort, wo der aufmerksame

Passagier einen Menschen hat liegen sehen. Karl wurde dort in den Zug geladen, zum vereinbarten Treffpunkt transportiert und von uns übernommen.

PPS: Karl hat seinen Winterausflug überlebt.

Das war knapp

Es piept gegen Mitternacht. „Aggressive Person, Fremdgefährdung, Psych., Parkplatz BAB."

Was ist das für eine Meldung? Hatte ich noch nie. Ab ins Auto. Mit Blaulicht geht es erst über die Landstraße zur Autobahnauffahrt, dann noch gut 20 km auf der Autobahn Richtung Süden. Der kleine Parkplatz ist brechend voll. Schon die Einfahrt durch einen parkenden LKW versperrt. Till parkt unser Notarztauto auf dem Standstreifen zwischen Autobahn und Parkplatz. Behände steige ich über die Leitplanke. Aaaah, Scheiße. Ich schlage mir im Halbdunkel voll das Schienbein an – da tränen die Augen, ob du willst oder nicht.

Auf dem Parkplatz angekommen winkt mir ein Polizist zu, bin hier scheinbar richtig. Als ich näherkomme, bittet er mich, in den RTW einzusteigen.

RTW-Tür auf und rein.

Drinnen liegt ein riesiger Mann in schwarzen Motorradklamotten. Vielleicht fünfunddreißig Jahre alt. Mit Handschellen an die Trage gefesselt! Zwei Polizisten halb kniend auf dem wütenden Kerl. „Guten Tag, ich bin der Notarzt, wie kann ich helfen?"

„Du Arschloch, hilf mir. Die Schweine haben mich hier angebunden."

Upsi. Was?

„Ihr dreckigen Bullenschweine, lasst mich zufrieden. Ich habe

80

nix gemacht, ihr Wichser." Starker Tobak.

„Der Mann war Passanten auf dem Parkplatz aufgefallen. Erst isser wohl überall rumgetorkelt. Später hat er sich neben sein Motorrad gelegt. Die Leute haben dann den Rettungsdienst und uns verständigt", berichtet einer der Polizisten. „Als wir ihn ansprachen und aufweckten, ist er gleich ausgerastet und hat um sich geschlagen", so der andere Polizist. „Mit Verstärkung haben wir ihn dann überwältigt und hier erstmal festgemacht. Bitte sehr, jetzt sind Sie dran!" Sagts und grinst.

Hmm. Ok.

„Hallo, können Sie mir sagen, wie Sie heißen?"

„ARSCHLOCH. Leck mich!"

„Ich möchte Ihnen gerne helfen, dazu müssen Sie nur, wenn es geht, irgendwie etwas mitarbeiten."

„Fick dich!"

Sekunden später: Rumms! Einer der Polizisten fliegt quer durch den Rettungswagen. Unser Patient hat ihn von sich weggetreten. In der Tat „Fremdgefährdung." Akute Psychose?

Ich bespreche mich schnell mit Till. Wir müssen den Mann beruhigen. Mit Worten ist das scheinbar nicht möglich – also muss Midazolam helfen, ein Beruhigungsmittel.

Als alles vorbereitet ist, gibt es nochmal einen Riesenkraftakt für die ganze Truppe: mit äußerster Anstrengung wird der Motorradfahrer nochmal auf der Trage fixiert und zwar so, dass ich ihm sicher einen Tropf legen kann. Schnell die Nadel abgeben und alles gut festkleben.

„Zucker 20", ruft mir der Sani zu, dem ich die Nadel gab. Da liegt das Problem! Keine Psychose! Der Mann ist unterzuckert! Deshalb wohl komplett außer Kontrolle.

„8 Gramm Glucose."

Till zieht mir den Traubenzucker auf, zack – und rein in die Ader. Wieder warten. Nach ein, zwei Minuten: „Hallo? Können Sie mich hören?", spreche ich den Mann an.

„Wo bin ich?", die dämmerige Antwort. Nochmal einen Zuckertest. Diesmal messen wir achtundsiebzig Milligramm. Das ist immer noch nicht gut. „Bitte nochmal 4 Gramm Zucker." Als auch die in der Ader sind und der Patient sichtlich friedlich bleibt, bitte ich die Polizisten, ihn zu befreien.

Der nächste Zuckertest ist in Ordnung. Unser Patient ist zwar noch immer schläfrig, aber die weitere körperliche Untersuchung ergibt keine Auffälligkeiten. Als wir fünfundzwanzig Minuten später die Klinik mit dem RTW erreichen, ist er deutlich wacher. Er sei zuckerkrank, Thomas wäre sein Name, und ja, er müsse seit seinem achten Lebensjahr Insulin spritzen. Hätte er heute auch gemacht, scheinbar aber zu wenig gegessen. Er wollte doch nur noch eben mit seinem Motorrad über die Autobahn zu seiner Freundin in die Nachbarstadt fahren.

Thomas' Schutzengel haben fraglos ganze Arbeit geleistet. Ab der Autobahnauffahrt 50 km nördlich von uns fehlt ihm jegliche Erinnerung.

Denn die im Schatten sieht man nicht!

Bilderbuchfrühling in Schwaben. Es grünt und sprießt, wohin das Auge auch schaut. Die Sonne gibt an diesem traumhaften Vormittag ihr Bestes.

„Piep, piep, piep." Die friedliche Stimmung ist dahin. „Bewusstlose Person."

Und zwar am Arsch der Welt. Der Nachbarlandkreis bittet um Unterstützung – die eigenen Notärzte sind bereits bei anderen Einsätzen gebunden. Die hügelige Landschaft fliegt an uns vorbei und dennoch: fünfundzwanzig Minuten brauchen wir trotz Blaulicht bis zu unserem Einsatzort. Als wir ankommen, ist der RTW bereits da.

Während Kalle gerade unser Auto hinter dem Rettungswagen parkt, kommen die RTW-Sanis samt ihrer Ausrüstung bereits wieder aus dem Haus marschiert. Das kann jetzt zweierlei bedeuten: entweder Fehlalarm und alles ist gut. Oder: alles ist kacke, weil wir für jedwede Rettung zu spät kommen. Hopp oder Topp! Etwas dazwischen gibt es nicht.

Ich gehe zum Rettungswagen und frage was denn los sei. „Da können wir nix mehr machen. Der Zug ist abgefahren!", entgegnet mir der ältere der beiden Retter. „Alles klar. Zeigste mir bitte noch eben den Weg?" Heinz geht mir voran und erzählt: „Der Mann ist längst tot. Schon steif. Das ganze Blut am Mund, alles voll damit, sicher heute Nacht 'ne fetzige Magenblutung bekommen und dann war Feierabend." Der Sani steigt vor mir die Treppe in das erste Obergeschoss hinauf, jetzt ein kleiner Flur nach rechts, dann gelangen wir in das Schlafzimmer.

Die skurrile Situation: der Patient liegt auf rechten Körperseite, die Augen sind halb geöffnet, seine Beine baumeln aus dem Bett, die Arme ebenfalls. Gerade so, als wäre er auf der Bettkante sitzend eingeschlafen und auf seine rechte Hälfte gepurzelt. Gesicht, Arme, Unterhemd und Kopfkissen sind voll mit dunkelrotem Blut. Von rechts einzelne Sonnenstrahlen, die durch die Jalousie auf den Oberkörper scheinen. Dazu noch ein bisschen Licht vom Flur. Ansonsten ist es im Zimmer dunkel. Doofes Licht, wie so oft.

Ich trete an Peter heran, muss mich selbst davon überzeugen, dass er tot ist. Seine Finger- und Handgelenke sind steif, die Leichenstarre ist also schon eingetreten. Keine Frage, wir sind zu spät.

Trotzdem muss der Papierkram erledigt werden. Notarztprotokoll und Totenschein. Ich setze mich dazu an den kleinen Tisch in Peters Schlafzimmer. Hier ist es allerdings zu dunkel zum Schreiben. „Mach mal bitte das Licht an." Kalle drückt auf den Schalter neben der Tür.

Oh Gott, was ist das? Ich bin wie vom Schlag getroffen. Auf dem Fußboden liegt ein Colt.
Teilweise noch von Peters Fuß verdeckt, wird diese Waffe erst jetzt durch die 75-Watt-Deckenlampe sichtbar. Das lässt nun alles in einem ganz anderen Licht erscheinen. Im doppelten Sinn.

PS: Aus unserem Einsatzort ist nun ganz plötzlich ein möglicher Tatort geworden. Höchste Priorität: nichts mehr anfassen, keine Spuren vernichten und auch keine neuen hinzufügen. Alles der Kriminalpolizei übergeben.

PPS: Peter wurde obduziert. Die Zusammenschau von Rechtsmedizin und Kripo hat den vermuteten Selbstmord bestätigt. Peter hat sich in den Mund geschossen und damit seiner schweren Depression ein Ende gesetzt. Er konnte den Tod seiner Frau vor sechs Monaten nach dreiundfünfzig Jahren Ehe nicht verkraften.

Opa Günter, Glück auf!

Es piept heute gar nicht. Ich habe frei. Stattdessen klingelt zu Hause mein Telefon. Heidi, eine gute Freundin ist am Apparat. „Opa Günter", ihr achtundsiebzigjähriger Vater, hatte vor kurzem auf einer Familienfeier einen leichten Schlaganfall erlitten. Der alarmierte Notarzt brachte ihn direkt von der Festtafel in die nächste Klinik. Hier lag er nun schon seit gut zwei Wochen, aber anstatt der erhofften Besserung ginge es immer weiter bergab mit ihm. Die Ärzte der dortigen Klinik führten intensive Gespräche mit Günters Töchtern, in denen sie klar äußerten, dass Günter bald sterben würden.

Ich arbeitete damals in einer Klinik, die auch eine Hospizstation hatte, also eine Station, die darauf spezialisiert ist, sterbenskranke Menschen bis zu deren Tod zu versorgen.

Freundin Heidi fragte mich am Telefon, ob ich es irgendwie organisieren könne, „Opa Günter" auf diese Hospizstation zu verlegen. Im anderen Krankenhaus würde ihr Vater nur schlimm „dahinvegetieren."

„Ich schaue mal, was möglich ist. Rufe dich später zurück." Ein kurzes Gespräch mit dem Leiter der Sterbestation genügte. Wir hatten Glück, ein Zimmer war gerade frei, so dass Heidis Vater hier untergebracht werden könnte. Jetzt war noch zu klären, wie Günter von Klinik A nach Klinik B kommen sollte. Seine Töchter hielten Rücksprache mit den Ärzten von Klinik A. „Verlegen kein Problem, aber nur mit Rettungswagen plus Notarzt, schließlich kann es jederzeit auf dem Transport zu einer kritischen Situation kommen. Und das Ganze auf eigene Kosten, da keine medizinische Notwendigkeit zur Verlegung besteht."

Hollala. Zum Glück hatten Günters Töchter beide sehr wohlhabende Unternehmer geheiratet, so dass die Kosten für den Rettungswageneinsatz sicher kein Problem sein würden. Und ich setze mich einfach in meiner Notarztjacke dazu. Alles geklärt.

Ich bestellte also für den nächsten Tag bei der Leitstelle einen Rettungswagen. Nachdem wir uns am folgenden Tag um vierzehn Uhr kurz an der Liegendanfahrt von Klinik A bekanntgemacht hatten, gingen Harry und Tom, die zwei Sanis vom RTW samt ihrer Trage sowie Heidi und ich auf Station 3 in Günters Krankenzimmer. Ich kenne „Opa Günter" seit einigen Jahren von Heidis Geburtstagsfeiern. In meiner Erinnerung war er bis dato ein fideler Pensionär mit schelmischem Blick, geistig topfit und immer liebevoll im Umgang mit seinen Töchtern und Enkelkindern. Und jetzt? Der vormals fitte Pensionär liegt da im Krankenbett, die Augen geschlossen, das Gesicht wie aus Wachs, angetrocknete Spucke am offenstehenden Mund, keine Reaktion auf Ansprache, kein Mucks, als ich ihn in die Haut am Hals kneife. Kein Bild, kein Ton. Furchtbar. Ich bin schockiert. Günter ist kaum wieder zu erkennen. Was hat der Schlaganfall bloß aus Heidis Vater gemacht?

Eine Krankenschwester kommt ins Zimmer und überreicht mir den Verlegungsbericht. Ich bitte sie darum, noch einen Tropf für Günter fertig zu machen, eine einfache Kochsalzlösung, denn im Moment läuft gar keine Infusion.

„Dann müssen Sie erstmal einen Zugang legen", kommt ihre spontane Antwort.

„Wie? Der Mann liegt hier bewusstlos, soll mit Notarzt verlegt werden und hat keinen Tropf?"

„Nein, unsere Ärzte meinten, wir sollen es mit trinken

versuchen, ihm immer wieder etwas anbieten."

Als der Tropf sicher läuft und gut fixiert ist, laden wir Günter auf die Trage und dann in den Rettungswagen, wo er an unseren Überwachungsmonitor angeschlossen wird. Soweit erstmal alle Werte in Ordnung. Vor uns liegen jetzt zirka dreißig Minuten Fahrt. Heidi ist schon in ihrem Auto los. Tom steuert den Rettungswagen und Harry sitzt mit mir hinten beim Patienten. Wir unterhalten uns über Günters Leben, dass er mal Bergmann war, seine Familie und über das Hospiz und den Tod.

Nach gut der Hälfte unserer Fahrtstrecke ist der erste halbe Liter Wasser bereits durch Günters Ader gelaufen. Harry wechselt den Infusionsbeutel gegen einen neuen aus und fragt mich dann: „Sind wir nicht bald mal da? Wo sind wir jetzt?"

Ich schaue nach vorne durch die kleine Luke und sehe von Weitem schon erste Häuser von Salzwedel. „Wir sind kurz vorm Ziel, noch den Berg rauf und wieder runter, dann sind wir in der Stadt." Harry grinst mich kurz an und stupst in der Sekunde auch schon Heidis Vater an: „Günter, mach die Augen auf, du bist jetzt wieder in Salzwedel."

Hä? Was soll das? Unser Patient ist bewusstlos, nicht mal mit Schmerzreiz erweckbar.

Habe ich was verpasst? Ich schaue auf den Monitor. Alles unverändert. Dann sehe ich zu Harry rüber. Der grinst nicht mehr. Ist jetzt eher ein richtig breites Lachen. Was ist hier los? Als mein Blick wieder auf Heidis Vater fällt verstehe ich Harrys Reaktion. Günter hat tatsächlich die Augen auf!

„Günter, hörst du mich?" Er nickt. „Wir sind gleich im Krankenhaus in Salzwedel. Heidi wartet da schon auf dich." Er nickt nochmal und über sein Gesicht huscht ein Lächeln.

Als wir Günter dann im Beisein von Heidi auf der Sterbestation in sein dortiges Krankenbett legen, sagt der alte Herr unvermittelt mit zerbrechlicher Stimme, dass er Hunger und Durst habe. Der Stationsarzt schaut mich irritiert an, hat er doch einen bewusstlosen Patienten erwartet, der zum Sterben und nicht zum Essen kommt.

Heidi und ich grinsen uns an.

Nach insgesamt vier weiteren Wochen Aufpäppeln im Krankenhaus und in der Reha wird Günter mit Gehstock nach Hause entlassen.

PS: Die Geschichte ist jetzt sechs Jahre her und Günter lebt unverändert im eigenen Haushalt, wo ihn seine Töchter Heidi und Elisabeth unterstützen.

PPS: Selbstverständlich können weder Harry noch ich Wunderheilungen vollbringen. Wasser kann das aber offenbar. Meine rückblickende Einschätzung: Günter war komplett ausgetrocknet. Infusionen bekam er nicht und die tapferen Krankenschwestern haben trotz Bemühungen nicht genügend Tee und Mineralwasser in ihn hineinbekommen. So lag auch sein Gehirn irgendwann trocken.

Dr' Zoch kütt

Vorbemerkungen:

Ich benutze im Weiteren einige typische Feuerwehrabkürzungen: ELW (Einsatzleitfahrzeug; ein VW-Bus mit dem Chef des Einsatzes und seinem Assistenten), HLF (Hilfeleistungslöschgruppenfahrzeug; ein LKW mit fast allem technischem Gerät, was die Feuerwehr zu bieten hat, dazu 6 Mann Besatzung), Drehleiter (2 Mann), RTW (Rettungswagen mit 2 Sanis).

„Der Zug kommt" – Kölsche Mundart.

Los gehts.

Herbst 2002. Vormittags in der Landeshauptstadt. Notarzt bei der Berufsfeuerwehr – Wache III. Ich helfe gerade dem Tagdienst, den Frühstückstisch abzuräumen, als es Alarm läutet und die Notfallansage folgt: „Alarm ganze Abteilung Wache III – Unfall mit Personenschaden Nähe Hauptbahnhof." Alles bleibt stehen und liegen, ich laufe zur Feuerwehrrutsche, schwupps – unten angekommen, Jacke an und rein in den signalroten BMW.

Die Tore springen auf. Es regnet wie aus Eimern. Wir reihen uns als letztes Fahrzeug in die Blaulicht-Kolonne ein. Vor uns fährt zu allererst das ELW, gefolgt vom HLF, dann kommt die Drehleiter, hintendran der RTW und zum Schluss wir (Sani Helge und ich).

Der Autoverkehr unmittelbar vor unserer Feuerwache und entlang der Hauptstraße in Richtung Bahnhof steht, die

Leitstelle hat für uns alle Ampeln auf „Grüne Welle" geschaltet. So dauert es keine sieben Minuten, bis das ELW an einer Stichstraße neben einem kilometerlangen Maschendrahtzaun im Bereich der Rangiergleise anhält. Ich sehe, wie vor uns die Jungs vom HLF gröberes Werkzeug entladen – keine Minute später hat der Zaun ein riesiges Loch und wir einen bequemen Zugang zu den Gleisen. In etwa zweihundert Metern Entfernung steht ein beleuchteter Nahverkehrszug mitten auf dem Gleis, weit und breit kein Bahnsteig und dennoch winken uns Menschen zu. Ach du Scheiße! Mensch gegen Zug?

Über den Schotter vom Gleisbett versuchen wir so schnell wie möglich, zum Zug zu gelangen. Helge läuft vor mir her und fliegt mit dem Rettungsrucksack zweimal fast hin. Als wir samt Material den Zug erreichen, weicht die Menschentraube auseinander.

„Plötzlich sah ich sie vor meinem Zug, hab sofort eine Vollbremsung gemacht, war noch gar nicht schnell unterwegs, gerade erst abgefahren." Der Zugführer ist fix und fertig. Mit Tränen in den Augen berichtet er, was geschehen ist. Manni von der Drehleiter nimmt ihn in den Arm.

Dagmar liegt vor dem Zug auf dem Rücken. Mitten zwischen den beiden Schienen liegt sie, ich schätze, maximal dreißig Jahre alt. Ihr Gesicht ist angeschwollen, auf der rechten Stirn und der rechten Wange hat sie grobe Platzwunden. Blut läuft übers Gesicht in ihre langen, dunklen, vom Regen nassen Haare. Sie reagiert nicht, weder auf Ansprache noch auf Anstupsen, ist offenbar tief bewusstlos.

Rasch Atem- und Pulskontrolle! Sie atmet gleichmäßig, ihr Puls ist zu tasten. Kann sich beides blitzschnell ändern. Dann flott Pupillencheck: die rechte Pupille ist riesig groß, die linke normal. Schädelhirntrauma! Irgendeine Blutung im Kopf!

„Verkabeln, zwei große Zugänge, Stiffneck, Narkose und Intubation vorbereiten."

Was ein Glück, dass wir mit der ganzen Wachabteilung hier sind: tausend helfende Hände. Derweil die Feuerwehrmänner alles Angesagte vorbereiten, setzte ich die körperliche Untersuchung fort. Nacken, Brustkorb, Lunge, Bauch, Becken, Arme und Beine. Ich finde nichts Auffälliges außer einer deutlich tastbaren Delle am Kopf oberhalb des rechten Ohres. Außerdem die bereits beschriebenen Veränderungen am Gesichtsschädel und Schürfungen an den Armen. „Bitte ein Bett in der Neurochirurgie klar machen", rufe ich dem Einsatzleiter zu. Er nickt zurück.

Während ich untersuchte, ist um mich herum viel passiert: ein Teil der Feuerwehrmänner hält eine Plastikplane als Regenschutz über uns, Helge hat den Schlauch für die Luftröhre und den Beatmungsbeutel vorbereitet, Micha hat die Medikamente in Spritzen aufgezogen, derweil zwei andere Feuerwehrmänner mit großen Scheren die Ärmel der durchnässten Jacke von Dagmar aufgeschnitten haben. Gerade ist einer dabei, rechts am Ellenbogen einen Tropf zu legen. Am linken Arm läuft die Blutdruckmessung. „Sauerstoffsättigung 95 Prozent", kommt die erste Ansage. Die Lungen sind scheinbar wirklich unverletzt. Dann erhalte ich den nächsten wichtigen Messwert. „Druck 100 zu 60." Der Blutdruck ist somit auch in Ordnung. Scheinbar hat Dagmar tatsächlich „nur" diese Kopfverletzungen davongetragen.

Mit Vorsicht schiebe ich Dagmar den Beatmungsschlauch in die Luftröhre, nachdem sie ein starkes Schmerzmittel und ein Narkosemedikament gespritzt bekommen hat. Bloß jetzt keine großen Bewegungen an der Halswirbelsäule, kann gut sein, dass auch der Nacken beim Unfall etwas abbekommen hat. Zur Sicherheit legen Helge und ich zusammen einen stabilen Kragen um Dagmars Hals. Ich halte ihren Kopf und strecke die

Halswirbelsäule, dann montiert Helge die Manschette.

„Unsere Neurochirurgie ist dicht, jetzt kommt der Hubschrauber von der Uniklinik, sollte so in fünfzehn bis zwanzig Minuten hier sein."

Ok, erstmal in unseren Rettungswagen, raus aus der Nässe. Nachdem noch ein zweiter Tropf gelegt wurde und Dagmar an unser tragbares Beatmungsgerät angeschlossen wurde, bergen wir sie mit acht Helfern aus dem Gleisbett. Auf Kommando wird sie gleichzeitig sanft und ohne Verdrehungen angehoben, zwei Jungs schieben von vorn die Rettungstrage samt Vakuummatratze unter die Patientin. Dann wird Dagmar wieder abgesetzt. Als die Luft dann abgesaugt ist, liegt unsere Patientin stabil auf der Trage.

Mit „vier Mann, vier Ecken" gehts in den Rettungswagen. Wir ordnen unsere Kabel und Schläuche, fixieren alles ordentlich mit Pflaster und geben Dagmar nochmal Narkosemittel. Zwanzig Minuten später ist sie im Hubschrauber und auf dem Weg in die Uniklinik.

PS: Die Ermittlungen der Polizei ergaben, dass Dagmar Bewohnerin einer psychiatrischen Wohngruppe war. Suizidgedanken hat sie vorgeblich nie geäußert. Demnach handelt es sich hier wohl um eine Kurzschlusshandlung, die Dagmar dank der Reaktion des Lokführers und der Neurochirurgen überlebt hat.

PPS: Der Bluterguss im Kopf wurde entfernt und Dagmar konnte nach knapp vierwöchigem Klinikaufenthalt entlassen werden.

PPPS: Der genaue Unfallmechanismus ist bis heute ungeklärt. Ein isoliertes Schädelhirntrauma nach einem Unfall „Mensch gegen Zug" dürfte eine Rarität sein, auch wenn der Zug noch keine volle Fahrt aufgenommen hatte.

Der Schlitten is im Arsch

Ich bin im Winter 2011 für eine Woche zu Besuch bei meinem Patenkind Lara im Allgäu, als per E-Mail ein Angebot für eine Notarztvertretung dort ganz in der Nähe reinflattert. „Spannend", denke ich, „mal in den verschneiten Bergen Notarzt, warum nicht?"

Ein Telefonat und vierundzwanzig Stunden später sitze ich in etwas zu großen signalroten Leihklamotten in der süddeutschen Rettungswache. Toni hatte mir gerade mit ganzem Stolz „sein" Notarztauto gezeigt, als es piept. „Chirurgisch, Talstation."
Zehn Minuten später stehe ich auf dem Parkplatz der Bergbahn. Mir ist kotzschlecht. Toni hat dem Flachlandnotarzt mal gezeigt, wie Serpentinenfahren mit Blaulicht geht.

Wir schnappen unsere Ausrüstung und betreten das Gondelhaus. Toni geht voraus. Vorbei an der Schlange wartender Skitouristen besteigen wir die große gelbe Gondel, die auf uns gewartet hat.

Nach zirka zehn Minuten erreichen wir die Mittelstation. Zwei Mitarbeiter der Bergbahn machen uns den Weg zwischen den Schneesportlern hindurch zur Vierergondelbahn frei. Als wir die Mittelstation gerade in der kleinen Gondel verlassen haben, wird es total neblig – wohl der Grund dafür, warum kein Hubschrauber alarmiert wurde, sondern wir.

Am Ziel oben angekommen, stehen die Bergretter bereits mit zwei Schneemobilen in den Startlöchern. Wir kriegen eine Skibrille und einen Helm verpasst und los gehts mit 75 PS durchs Skigebiet. Die Schneekatze nimmt ihren Weg mal auf der Piste, mal abseits davon und ich frage mich, wie sich die Jungs hier im Nebel orientieren. Eine einzige weiße Suppe.

Als wir auf einen Rettungsschlitten zufahren, wird mein Fahrer erst langsamer, hält dann ganz an und macht den Motor aus. „Da müsst ihr runter", sagt ein Bergretter, der hier schon auf uns wartet und deutet auf den Rand der Skipiste.

Ich steige vom Schneemobil und werfe einen Blick über die Pistenkante. Drei Meter unter mir liegt Sepp mit schmerzverzerrtem Gesicht auf dem Rücken im Schnee. Über sich eine goldene Wärmeschutzfolie, neben ihm ein Pistensanitäter sowie ein demolierter Holzschlitten.

Unten beim Verletzten angekommen frage ich, was passiert ist. Der Pistenretter erzählt mir, dass Sepp mit dem Schlitten unterwegs war. Im Nebel hat er dann diese Kurve zu spät gesehen, ist geradeaus gefahren und samt Schlitten hier abgestürzt.

„Was tut Ihnen weh?"

„Mein Hintern."

„Sonst noch was? Der Rücken?"

„Nein."

„Können Sie alles bewegen? Spüren Sie Ihre Füße?" Sepp nickt. Er zittert am ganzen Körper. Vor Kälte? Vor Schmerzen? Woher kommt das Blut?

„Sepp saß beim Absturz noch auf dem Schlitten. Bei der Landung zerbrach das alte Stück und jetzt steckt wohl ein Stück Schlitten in seinem Allerwertesten", liefert der Bergretter seine Vermutung. „Hab ihm 30 Tropfen Novalgin gegeben. Hat nix genutzt. Wir können ihn kaum anfassen, so weh tut jede Bewegung. Deshalb haben wir euch gerufen."

Ich bitte Toni, einen Tropf vorzubereiten, derweil ich schon mal den Blutdruck messe. Gar nicht so einfach mit klammen Fingern. Dann gleich den Tropf legen. Zum Glück treffe ich die Ader trotz der widrigen Umstände beim ersten Versuch.

„Haben Sie Allergien? Schwere Erkrankungen?" Als er das verneint, bitte ich Toni, Ketamin und Midazolam fertig zu machen. Meine Idee ist, dass wir Sepp erstmal mit Schmerz- und Schlafmitteln „abschießen". Wenn er dann schläft, soll er flott auf den Rettungsschlitten gelegt und mit allen verfügbaren Helfern den Abhang hochgezogen werden. Die Bergretter segnen den Plan ab.

Wie besprochen, so passiert es auch. Sepp ist ein kräftiger Kerl, fünf Milligramm Midazolam lassen ihn einschlafen. Wir drehen ihn vorsichtig auf die Seite. Sepp stört das jetzt nicht mehr. Er macht dank fünfzig Milligramm Ketamin keinen Mucks, der Schmerz ist ihm genommen. Ganz auf die Seite gedreht sehen wir das Problem: Ein Riesenholzstück hat sich durch Sepps Hose in seinen Hintern gebohrt. Da wir nicht wissen, wo das Holz steckt und was alles durchbohrt wurde, lassen wir es dort, wo es ist. Bloß nicht rausziehen. Mit insgesamt sechs Helfern können wir ihn bäuchlings auf die Schlittentrage legen und den Abhang hochziehen.

Die Retter der Bergwacht transportieren ihn auf der Trage zur Gondelstation, Toni und ich folgen mit dem Schneemobil. Nach dreißig Minuten haben wir Sepp im Rettungswagen, der uns an der Talstation erwartet. Mit Blaulicht geht es ihn die nächste Klinik.

Sicher ist sicher!

Ding! Deng! Dong!

Mist. Gerade beim Frühstück! Die grelle Flurbeleuchtung geht automatisch an. Im gesamten Gebäude tönt es keine Sekunde später laut aus allen Lautsprechern: „Einsatz ganzer Zug Feuerwache IV, hilflose Person hinter Tür." Schnell noch ein Bissen vom Käsebrötchen, dann die Feuerwehrstange runter, Jacke über, Stiefel an und - schwupps! - sitze ich auf dem Beifahrersitz im Notarztauto. Am Steuer sitzt Tedd, mein heutiger Fahrer, langjähriger Feuerwehrmann und erfahrener Rettungsassistent. Wir reihen uns wie immer bei Zugalarmierung als letztes Fahrzeug in die Feuerwehrkolonne ein.

Mit Blaulicht und Martinshorn gehts durch die norddeutsche Großstadt. Über Funk erfahren wir von der Leitstelle, dass der Sohn von Frau Meier heute mehrfach vergeblich versucht hat, seine sechsundachtzigjährige Mutter telefonisch zu erreichen. Er würde sie jeden Tag zur selben Uhrzeit anrufen, aber heute nähme sie nicht ab. Keine fünf Minuten später sind wir am Einsatzort.

Ein älterer Herr hält uns unten die Tür des Mehrfamilienhauses auf. „Frau Meier wohnt im dritten Stock links." Zu Fuß gehts in die dritte Etage. Der Einsatzleiter klingelt zwei-, dreimal – nix. Keine Antwort. Dann klopft er gegen die Tür, keine Reaktion. Als auch auf das laute Schlagen mit der Faust gegen das Türblatt nichts passiert, erteilt er augenzwinkernd seinen Jungs den Befehl; „Aufmachen und Daumen drücken."

Ruckzuck ist das Spezialwerkzeug im Einsatz und der

Schließzylinder nach wenigen Sekunden bereits gezogen. Aber die Tür geht nicht auf. „Scheiße." Ich trete vor und verstehe, was mit „Daumen drücken" und mit „Scheiße" gemeint war: Bei einer „einfachen" Schließanlage wäre die Tür jetzt auf. Bei Frau Meier ist es aber ganz und gar nicht „einfach": Ober- und unterhalb des normalen Schlosses befinden sich weitere Schlösser. Zwei große Türriegel versperren uns zusätzlich den Weg ins Innere der Wohnung. Ohne Schlüssel für die Türriegel haben wir von hier aus keine Chance, uns Eintritt zu verschaffen.

„Zugang über Drehleiter", erteilt der Einsatzleiter seinen nächsten Befehl. Draußen auf der Straße wird die Dreißig-Meter-Drehleiter in Stellung gebracht. Als die Leiterspitze eines der Wohnzimmerfenster von Frau Meier erreicht hat, kracht auch schon die Glasscheibe. Ein Feuerwehrmann hat das Fenster eingeschlagen und steigt nun durch diese Öffnung in die Wohnung. Kurze Zeit später hören wir ihn innen an der Wohnungstür. Klick-klick, der erste Türriegel ist auf. Klick-klick, jetzt auch der zweite. Zum Glück steckten die Schlüssel von innen, so gelangen wir endlich in die Wohnung.

„Hallo, ist jemand zuhause?"

Keine Antwort. Wir laufen durch alle Zimmer. Ganz am Ende des Flures höre ich Tedd: „Hier! Im Schlafzimmer!"

Roswita, eine zarte, kleine Oma, liegt in ihrem Bett. Im Zimmer ein stechender Geruch. Sie hat offenbar Urin verloren. Apathisch schaut mich die alte Dame an. Der Mund steht offen, die Zunge ist total vertrocknet, ihr rechter Mundwinkel hängt herab, ebenso ihr rechtes Augenlid. „Frau Meier, können Sie mich verstehen?"

Keine Antwort. Dann hebe ich ihren linken Arm hoch. Kraftlos fällt er herunter, als ich ihn wieder loslasse. Vermutlich

Hirnschlag. Roswita *kann* nicht mehr sprechen, *kann* mich auch nicht mehr verstehen. Ihre linke Hirnhälfte ist betroffen. Da sitzt bei den meisten Menschen das Sprachzentrum, und bei allen Menschen die Bewegungssteuerung für die andere, die rechte Körperhälfte.

Ich lege Frau Meier einen Tropf, während Tedd sie verkabelt und an unseren Überwachungsmonitor anschließt. Puls fünfzig, Blutdruck achtzig zu vierzig – auf niedrigem Niveau ok, wie auch der Blutzuckerwert. Als wir sie kurz auf die Seite drehen, um das Tragetuch unterzuschieben, sehe ich, dass die arme Frau am Rücken und am Gesäß schon komplett wund ist. Das blanke Fleisch, muss höllisch wehtun. Wer weiß wie lange sie hier schon hilflos im eigenen Urin liegt? Schlimmstenfalls seit kurz nach dem letzten Telefonat mit ihrem Sohn, also länger als vierundzwanzig Stunden! Wir hängen den Tropf an und ich spritze ihr ein Schmerzmittel. Mit Blaulicht bringen wir sie in eine neurologische Klinik. Dort stirbt sie am nächsten Tag an den Folgen des Schlaganfalles.

Nächstes Jahr gibt's Fisch

Heiligabend 2013. Früher Abend kurz nach Sieben. Überall läuten die Kirchturmglocken, bei uns piept es. „Verbrennung, zwei Jahre." Ungläubig schauen die Sanis und ich auf den Pieper. Horror!

In Windeseile ab ins Auto und dann volle Fahrt mit Blaulicht und Martinshorn durch die Kleinstadt. Zum Glück wenig Verkehr, die meisten Menschen lassen sich gerade unterm Weihnachtsbaum bescheren oder sitzen an festlich gedeckten Tischen und essen Würstchen mit Kartoffelsalat, Karpfen blau oder Raclette, je nachdem, wie es die Familientradition verlangt.

Nach nur fünf Minuten sind wir in der Hauptstraße Nummer achtundzwanzig angekommen. Als wir auf den Parkplatz vor der Garage fahren, kommt uns schon eine junge Frau entgegen. „Unser Kind ist total verschmort, schnell, kommen Sie!", bricht es mit schluchzender Stimme aus ihr heraus und schon rennt sie zurück ins Haus.

„Bring du die Medi-Tasche mit", sage ich noch schnell zu Mike und laufe der Frau sofort hinterher. Ich habe dennoch Mühe, ihr zu folgen.

Bereits auf dem Flur höre ich das herzzerreißende Geschrei eines Kleinkindes. „Aaaaah, aaaah." Gänsehaut!

Als ich in das Wohnzimmer komme, sehe ich die kleine Klara auf den Armen ihres Vaters, der auf dem Sofa neben dem geschmückten Tannenbaum sitzt. Sie windet sich hin und her. Die Großeltern kümmern sich um die Geschwister. Auf dem

Fußboden vor dem Esstisch liegt ein Fonduetopf und drum herum ist eine große Pfütze.

„Was ist denn passiert?"

„Wir wollten gerade erst anfangen, da hat Klara aus Versehen den Topf mit dem heißen Öl vom Tisch ..." Die Stimme der Mutter erstickt unter Tränen.

Zwischenzeitlich ist auch Mike da und mit ihm die zwei Sanis vom Rettungswagen. Ich gehe zum Vater und bitte ihn, mit Klara von der düsteren „Weihnachtsbaumecke" mit in den hellen und geräumigen Flur zu kommen. Und jetzt erst im Licht erkenne ich das ganze Unglück: Klaras rechte Gesichtshälfte ist eine einzige große Brandblase, das rechte Auge ist zugeschwollen. Ihr fehlen die Haare an der rechten Kopfhälfte. Auf ihrer rechten Hand ist auch eine große Brandblase. Sie schreit ohne Unterlass. Ich nehme sie dem Vater vorsichtig aus dem Arm. „Schnell, kaltes Wasser, wo ist das Badezimmer?"

Der Vater geht voraus. „Machen Sie die Dusche an, kalt, und ziehen Sie ihre Tochter aus", bitte ich den konsternierten Vater. Ich muss sehen, wie stark und wie ausgedehnt die Verbrennungen sind. Andererseits will ich Klaras Verbrennungen unter der Dusche kühlen. Ich halte das kleine Mädchen unter die Brause, der Vater zieht sie dabei aus. Jetzt sehen wir, dass sich die Verbrennung über den gesamten rechten Arm, die rechte Schulter, den Brustkorb und den Bauch bis zu beiden Oberschenkeln ausdehnt! Knapp fünfzig Prozent der Körperoberfläche sind betroffen – absolute Lebensgefahr!

„Wie schwer ist ihre Tochter?"

„Knapp 15 Kilogramm", antwortet die Mutter.

„Dormicum und Ketanest nasal! Dann Bohrmaschine, Narkose, Intubation." Mike nickt mir zu und macht sich daran, die beiden Medikamente in Spritzen aufzuziehen. Die RTW-Sanis wissen auch, was zu tun ist: Behände richten sie alles, was wir gleich benötigen, um das Kind in ein künstliches Koma zu legen.

Als Mike soweit ist und mir die Spritzen anreicht, hören wir mit dem Abkühlen unter der Dusche auf. Zurück im Flur setze ich die Spritze mit dem Sprühaufsatz auf das kleine Nasenloch, Mike hält den Kopf des Kindes fest. Klara bekommt das Schlafmittel und das Schmerzmedikament wie ein Nasenspray von mir verabreicht. Sie schreit nun noch lauter, da natürlich auch immer etwas von den bitteren Medikamenten hinten in den Rachen gelangt. Nach zwei bis drei Minuten hört Klara auf zu schreien. Sie ist jetzt in einer Art Halbschlaf. Die Nasenschleimhaut hat die Medikamente gut in den Körper aufgenommen.

„Verbrennungsbett und Hubschrauber klarmachen", sage ich zu den Sanis, „und bringt die Spezialfolie mit."

Ich habe keine Zeit, lange nach einer geeigneten Ader bei diesem kleinen Kind zu suchen, zumal bei den ausgedehnten Verbrennungen. Klara braucht dringend eine Infusion und so entscheide ich mich für eine schnelle andere Möglichkeit: den Tropf in den Schienbein-Knochen der Patientin setzen. Nach kurzer Desinfektion der Haut bohre ich die Kanüle mit der kleinen Bohrmaschine in Klaras Schienbeinkopf. Rasch das Ganze fixieren, dann Probespritze, läuft gut, Verband drum, Tropf anschließen, fertig.

„Das Bett wäre in Ludwigshafen. Einen Hubschrauber können sie aber nicht schicken, zu dunkel und zu stürmisch", sagt mir der Sani. Scheiße! Mit dem Auto dauert das ewig.

Die Jungs verkabeln das Kleinkind an unseren Überwachungsmonitor. Danach wickeln wir Klara komplett in die Verbrennungsfolie ein – die deckt zum einen die Wunden steril ab, andererseits hält sie unsere Patientin warm. Von all dem kriegt die Kleine dank der „Nasen-Medikamente" nichts mit. Mike gibt mir die Sauerstoffmaske, die ich Klara dann komplett um Mund und Nase lege. Drei, vier Minuten reiner Sauerstoff. Anschließend sage ich Mike, dass er die Narkosemittel spritzen soll. Als die alle durch den Tropf im Schienbein-Knochen sind, warten wir noch eine Minute, bis sie sich von dort aus im ganzen Körper verteilt haben. Kleiner Test: Klaras Lider zucken nicht mehr, als ich sie mit der Fingerspitze berühre. Sie schläft tief und fest. Zum Schluss noch den winzigen Beatmungsschlauch in Klaras Luftröhre. Von nun an übernimmt die Maschine die Beatmung.

Mike nimmt unsere kleine Patientin auf den Arm und bringt sie in den Rettungswagen. Wir fahren trotz Blaulicht eine gute Stunde, bis wir das schwer verletzte Kind den Verbrennungsexperten übergeben können.

PS: Klara hat den Unfall überlebt. Nach unzähligen Operationen wird sie im Sommer 2014 aus der Klinik entlassen.

PPS: Fondue gibts nicht mehr an Heiligabend.

Wiederbelebung ist wie Sex

„Wiederbelebung ist wie Sex. Lieber schlecht als gar nicht."
(Rocco Rossi)

Samstag, elf Uhr. Morgen ist der dritte Advent. Es piept.
„Bewusstlose Person in Fußgängerzone vor H & M." Unser
kurzer Anfahrtsweg wird durch den weihnachtlichen
Einkaufsverkehr verzögert. In der Stadt ist die Hölle los. Wir
fahren mit Blaulicht und Martinshorn durch die
Fußgängerzone. Fast kein Durchkommen. Der Rettungswagen
ist nicht in Sicht, braucht noch länger als wir.

Sieben Minuten nach dem Alarm treffen wir vor dem Geschäft
der großen Bekleidungskette ein. Eine Menschentraube von
fünfzehn bis zwanzig Personen ist davor versammelt. Mühselig
bahnen wir uns den Weg durch die Weihnachts-Shopper.

Erich ist der Grund des Menschenauflaufes. Er liegt mitten im
Zentrum des Interesses. Sein Kopf ist dunkelviolett angelaufen,
fast schon schwarz. Der Brustkorb steht still, kein Atem geht, er
rührt sich nicht. Und die Menschen drumherum schauen
einfach nur zu! Keiner hilft ihm. Keiner versucht, seinen Tod
aufzuhalten. Wie gebannt sehen sie sich an, wie ein Mensch
„live" stirbt.

Jan und ich beginnen mit den einfachsten
Wiederbelebungsmaßnahmen: Herzdruckmassage und
Beatmung mit dem Beutel. Vier Minuten später als der
Rettungswagen da ist, versuchen wir noch zusätzlich das
komplette Programm mit Adrenalinspritzen, Schlauch in
Luftröhre, Maschinenbeatmung und so weiter.

Nach fünfundvierzig Minuten mit höchstem Einsatz brechen wir unseren Versuch, Erich ins Leben zurückzuholen, ab. Er ist gestorben. Mit nur zweiundsechzig Jahren. Vor den Augen der weihnachtlichen Einkaufsbummler.

Nach diesem frustrierenden Einsatz stelle ich mir zwei Fragen: „Warum hat niemand Erich geholfen?" Und: „Was kann ICH tun, damit demnächst jemand hilft?"

Ich glaube, diese Gründe halten Menschen davon ab, Erste Hilfe zu leisten:

Die Angst davor, etwas verkehrt zu machen, womöglich dem Menschen, dem man helfen möchte, noch Schaden zuzufügen. Der Ekel vor Mund-zu-Mund- oder Mund-zu-Nase-Beatmung bei fremden Menschen. Die Angst sich vor anderen zu blamieren.

Verständliche Ursachen. Und dennoch: Ich möchte es schaffen, dass diesen Text 100.000 Menschen lesen. Dann wird er Leben retten. Davon bin ich überzeugt. Vielleicht auch mal mein Leben? Dein Leben? Deshalb merk dir diese vier Punkte:

Drück hundertmal pro Minute mit ausgestreckten Armen auf den Brustkorb. Wenn dich der Gedanke an Mund-zu-Mund- oder Mund-zu-Nase-Beatmung ekelt, dann lass das. Muss anfangs nicht unbedingt gemacht werden. Aber fang auf jeden Fall an zu drücken!

Mach keine Pause bis du abgelöst wirst.

Du kannst nichts verkehrt machen. Außer du machst nichts! Lieber schlechte Erste Hilfe, als gar keine (siehe Sex).

PS: Du weißt nicht, wie schnell hundertmal pro Minute ist? Sing im Kopf „TNT" von AC/DC oder „Dancing Queen" von

Abba mit. Dann haste genau den richtigen Takt.

Scheiß Teppich

Vormittags um elf. Deutschland ist gestern Europameister geworden. Als ich in den Aufenthaltsraum komme, um mir einen Kaffee zu holen, sind sämtliche Sofas besetzt. Die vier Jungs hängen in den Seilen. „Faule Bande, ewig rumlungern und nix arbeiten, das Rote Kreuz macht wegen euch Pleite." Die Sanis grinsen, kennen meinen Humor. „Wir müssen auch mal entspannen", sagt Hansi, als es in der gleichen Sekunde bei ihm und seinem RTW-Kollegen piept. Nach weiteren fünf Sekunden rappelt es auch bei der zweiten RTW-Equipe. Ich reiße die Arme gen Himmel: „Der liebe Gott hat meine Worte gehört! Kann ich mich auch mal aufs Sofa legen." Jetzt kann ich mir meinen Liegeplatz sogar aussuchen. Hansi im Rausgehen: „Dann rufen wir uns eben einen Arzt zur Hilfe dazu." Schallendes Gelächter der Sanis. Wer zuletzt lacht, lacht am besten. Ich war Vorletzter.

11.35 Uhr. Mein Melder piept. „Chirurgisch, dreiundsiebzig Jahre, männlich, Nachforderung, RTW vor Ort." Das kann doch nicht wahr sein.

Die Blaulichtfahrt durch Südniedersachsen dauert ewig. Bis an den äußersten Rand des Rettungsbezirkes hat uns die Leitstelle geschickt. Als Hinrich und ich nach fast zwanzig Minuten endlich am Zielort ankommen, steht tatsächlich Hansi in der Haustür. Mit triumphierender Stimme sagt er: „Wir kriegen Opa Paul nicht aus der Wohnung. Hat so tierische Schmerzen, bei jeder Bewegung schreit er, wir brauchen euch für die Schmerzbekämpfung." Und grinst.

Schwester Marina vom Betreuungsdienst empfängt uns in der kleinen, aufgeräumten Wohnung. Es riecht nach Essen. „Guten

Tag, schön, sind Sie endlich da. Ich kümmere mich um Paul. Zweimal am Tag sehe ich nach ihm. Bitte kommen Sie." Vom Flur gehts nach links ins Wohnzimmer.

Da liegt Paul vor mir, nur bekleidet mit Unterhemd und Unterhose, Thrombosestrümpfen und klobigen „Klettverschluss-Opa-Hausschuhen". Das rechte Bein hält er ausgestreckt, das linke ist angestellt. Und zwischen Knie und Sprunggelenk, da wo der Unterschenkel normalerweise ganz gerade verläuft, ist ein Knick von fast neunzig Grad. Keine Frage, der Unterschenkel ist hin, komplett gebrochen. Muss furchtbar wehtun.

Neben Paul liegen vier Pellkartoffeln und ein Hering, etwas weiter weg auch ein zerborstener Teller. „Guten Tag, was ist Ihnen passiert?"

„Der scheiß Teppich! Ich bin über die blöde Teppichkante gestolpert, wollte grade zu Mittag essen."

Hansi zuckt mit den Schultern. „Wir haben versucht, ihn ganz vorsichtig auf unsere Trage zu legen, hatten aber keine Chance. Er hat beim Anfassen sofort vor Schmerzen geschrien. Wir konnten ihm nur die Hose auftrennen und ausziehen."

„Ist Gefühl im Fuß?" Hansi nickt.

„Und die Kreislaufwerte, alles ok?"

„Fast jugendlich. Druck 150 zu 90, Puls 85, Blutzucker 143."

„Hat er schon einen Tropf?"

„Läuft."

Wir besprechen rasch unser weiteres Vorgehen: kurzer Schlaf,

Bruch einrichten, das Bein schienen, dann Paul auf die Trage und ab in die Klinik.

„Haben Sie Allergien?" Paul schüttelt den Kopf. „Und Tabletten? Welche nehmen Sie denn ein?" Die umsichtige Schwester reicht mir eine Aufstellung seiner Medikamente. Ein kurzer Blick – nichts dabei, was unseren Plan stören würde. „Ich werde Sie jetzt gleich kurz schlafen lassen und das Bein dann wieder geradebiegen." Paul schaut mich an wie sieben Tage Regenwetter. „Sie werden das nicht mitbekommen, tut nicht weh."

Hinrich hat in der Zwischenzeit die Spritzen aufgezogen und Hansi die Schiene aus dem Auto geholt. Na, dann mal los.

„3 Milligramm Dormicum." Hinrich spritzt langsam das Schlafmittel in die Ader. „Jetzt 0,1 Milligramm Fentanyl." Nach zwei Minuten wirken die beiden Spritzen. Paul schläft.

Ich bitte Hinrich, das Knie unseres Patienten richtig stramm festzuhalten. Als er wie ein Eisenbieger zugepackt hat, greife ich mir den Fuß, ziehe schnell den Hausschuh aus, ein kurzer, kräftiger Zug und Ruckler am Fuß und schwuppdiwupp ist das Bein wieder gerade. Paul grunzt nur kurz. „Weiter so fixieren", sage ich zu Hinrich, und wir halten Knie und Fuß in unveränderter Position fest. „Hansi, jetzt die Vakuumschiene."

Als Paul wieder aufwacht, sind wir bereits in der Klinik für Unfallchirurgie. Die angelegte Schiene ist so fest wie ein Gips und hat den Bruch während der Fahrt ordentlich stabilisiert.

Er hat von all dem nichts mitbekommen. Danke Dormicum. Danke Fentanyl.

PS: Der komplette Unterschenkelbruch wurde in der Klinik mit einem Markraumnagel und einer Platte versorgt.

Scheiß Weihnachten

24.12.2006.

Zehn Jahre ist es her und noch so klar, als wärs gestern passiert. Für Heiligabend ist es viel zu warm. In Südhessen sind vierzehn Grad und Sonnenschein. Ich muss bis achtzehn Uhr arbeiten, danach schnell die zweihundert Kilometer zur Familie und Weihnachten feiern. Aber bis dahin sind es noch gut sechs Stunden, als es piept.

„VU, Zweirad, Bundesstraße 31." Sofort habe ich Adrenalin bis in jede Haarspitze. Mein „erstes Mal", erstes Mal Motorradunfall.

Als ich in den roten BMW einsteige, schaltet Katja gerade an unserem Funkgerät. „Die Rettungsstelle hat auch einen Zug der Freiwilligen Feuerwehren alarmiert. Wir sollen auf deren Kanal funken."

„Lage auf Sicht: ein schwerverletzter Motorradfahrer auf der Bundesstraße, Laienreanimation, scheinbar keine weiteren Verletzten, Straße wird jetzt komplett gesperrt", tönt der Lagebericht des Einsatzleiters der Feuerwehr aus dem Funklautsprecher. Wir haben noch gut drei Kilometer bis zum Unfallort. „Scheiße. Und das an Weihnachten", flucht Katja laut, was ich leise gedacht habe.

Als wir ankommen, müssen wir uns zunächst unseren Weg durch den Stau und durch die Gaffer bahnen, die ihre Autos bereits verlassen haben, um einen besseren Blick auf die Szene zu erhaschen.

Ich steige gut zweihundert Meter vom Unfall entfernt aus und laufe rasch am Stau und den Einsatzfahrzeugen der Feuerwehr vorbei nach vorne. Der Einsatzleiter kommt mir auf halbem Wege entgegen. „Sieht nicht gut aus. Ist mit seinem Moped voll vor einen Baum."

Rainer liegt auf dem Asphalt. Schwarzer Helm, schwarze Lederkombi. Über ihm ein Ersthelfer der Feuerwehr. Herzdruckmassage.

Wir sind weitab einer Klinik, die einen Patienten nach einem schweren Unfall versorgen könnte. „Ruf den Hubschrauber", brülle ich Katja zu, die gut dreißig Meter hinter mir mit unserem Koffer ebenfalls nach vorne eilt. Wenn Rainer eine Chance hat, dann nur, wenn wir ihn hier jetzt rasch „zurückholen" und er dann so schnell wie möglich in eine geeignete Klinik kommt. Mit dem Rettungswagen dauert das fast fünfundvierzig Minuten.

„Ich konnte keinen Puls fühlen und er hat auch nicht mehr geatmet", sagt mir der Feuerwehrmann, während er weiter rhythmisch auf Rainers Brustkorb drückt. Ich kniee mich ans Kopfende, fasse am Helmband vorbei an die rechte Halsschlagader und bitte die Wiederbelebung für eine kurze Sekunde zu unterbrechen. Kein Puls. Andere Seite: auch nicht. „Weiter drücken!"

Ich fühle einen ungeheuren Druck: Zurzeit sind nur Katja und ich als Profiretter vor Ort, dem gegenüber ist in den ersten Minuten unendlich viel zu tun, um den Biker eventuell noch zu retten: untersuchen, Herz drücken, Lunge beatmen, einen Tropf legen, besser zwei oder drei, die Brüche schienen, Verbände anlegen und so weiter. Ich habe aber nur zwei Hände. Zusammen mit Katjas vier, wenn der Rettungswagen da ist, sind es acht Hände und auch die reichen nicht. Lieber Gott, schenk mir sofort tausend Arme! Und klare Gedanken.

„Katja! Jetzt erst zusammen den Helm ab, ich muss sehen was im Mund los ist, dann die Halskrause, hinterher Beatmung." Sie nickt und macht alles parat. Zwischenzeitlich ist auch der Rettungswagen da. „Lös mal ab beim Drücken", bitte ich den ersten Sani. Der Feuerwehrmann, der bis eben gedrückt hat ist fix und fertig, Schweiß läuft ihm übers Gesicht. „Haste super gemacht", bedanke ich mich bei ihm.

Gemeinsam ziehen wir nun behutsam den Motorradhelm von Rainers Kopf. Dabei strecken wir die Halswirbelsäule. Einige Sekunden später liegt die Halskrause stramm an seinem Hals. Die Augen sind beide geschwollen, zwei Veilchen, kann ein Hinweis auf eine Verletzung der Schädelbasis sein. Ein kurzer Blick in die Mundhöhle. Soweit einsehbar, alles in Ordnung. Ich bitte den zweiten Sani vom Rettungswagen erstmal, die Maskenbeatmung zu beginnen. Nun läuft die Wiederbelebung wie sie soll: dreißigmal drücken, zweimal beatmen, dreißigmal drücken, zweimal beatmen, dreißigmal drücken, zweimal beatmen und so weiter.
Und nun? Was als nächstes? Ich möchte mich am Liebsten zerreißen.

„Katja, leg 'n Tropf!"

Ich untersuche, beziehungsweise, ich versuche es. Die Lederkombi macht schon einfaches Abhören unmöglich, dazu der Krach der Umwelt: laute Stimmen, Wind, Straßenlärm, Motoren … Keine Chance. Die Lederkombi muss aufgemacht werden, ich muss wissen, wie es um Rainers Lunge bestellt ist. Ein Feuerwehrmann hat schon die fette Rettungsschere parat. Mit dem Ding kannst du alles an Kleidung in Windeseile auftrennen. Während die Sanis wie ein Uhrwerk weiter drücken und beatmen, schneide ich schnell die Kombi auf. Ein leichter Griff auf die Rippen – krrrzzz. Es knirscht. Rippenbrüche, lange Meter. Flott sind die zwei großen EKG-Elektroden aufgeklebt, dann abhören. Dazu muss die Drückerei kurz unterbrochen und nur mit der Maske beatmet werden. Links hört sich die Lunge ganz normal an, rechts höre ich nichts. Die kaputten Rippen haben wohl die rechte Lungenhälfte angestochen – sie hat einen „Platten", lässt nun Luft zwischen sich und den knöchernen Brustkorb entweichen. Das muss dringend behandelt werden! Das EKG zeigt keinen Ausschlag. „Weiter drücken."

„Ich finde keinen Zugang."

Fuck! Auch das noch. Katja ist ein echter Champ im Tropflegen. Und wenn sie sagt, dass nix geht, brauche ich es nicht erst versuchen und wertvolle Zeit verschwenden. Rainer braucht jedoch dringend Flüssigkeit und kreislaufstützende Medikamente. „Dann Bohrung, bereite die Knochenkanüle vor."

In der Zwischenzeit haben die Feuerwehrmänner mit Bundeswehrdecken einen Wind- und Sichtschutz errichtet. Ich bitte einen der Jungs, die Herzdruckmassage zu übernehmen, damit ich einen Profi-Sani „frei bekomme".

„Thoraxdrainage vorbereiten", sage ich zu ihm. Er nickt und läuft zum Rettungswagen. Systematisch geht die Untersuchung des Patienten weiter. Rainers Bauch ist prall vorgewölbt und zwischen Bauchnabel und Schamhaar ist ein blauer Fleck. Eine Blutung in die Bauchhöhle? Ich ertaste rechts und links die Beckenschaufeln – komplett unsymmetrisch, und als ich draufdrücke knirscht es – Beckenbruch.

Wo anfangen? Katja hat die Knochenbohrung vorbereitet und auch schon die Hosenbeine der Lederkombi aufgeschnitten. Ohne lange zu desinfizieren, schraube ich die Tropfkanüle in das rechte Schienbein. Kurzer Test. Läuft. Der erste Tropf funktioniert. Schnell den zweiten ins linke Schienbein. Dabei erkenne ich, dass dieser Oberschenkel knapp oberhalb vom Knie gebrochen ist. Aber auch dieser Tropf läuft. Ein Feuerwehrmann bietet sich an, die Infusionen zu halten.

„Adrenalin klarmachen, unverdünnt." Katja weiß Bescheid.

Von Ferne höre ich die Rotoren eines Hubschraubers. Endlich mehr Hände. Was ist jetzt als nächstes zu tun? Ich halte ein paar Sekunden inne. Die Jungs drücken und beatmen. Die Flüssigkeit läuft. Die Lunge muss entlastet werden und Rainers Kreislauf braucht Adrenalin. Die Drainage zur Entlastung ist schon vom zweiten Sani vorbereitet, also Lunge zuerst. Sterile Handschuhe anziehen und dann Kommando „kurze Pause beim Drücken". Etwa eine Handbreit neben der rechten Brustwarze setze ich das Skalpell an. Ein Schnitt durch die Haut, dann mit den Fingern zwischen den kaputten Rippen hindurch und die Rippenmuskeln auseinander drücken. Der Sani reicht mir den Gummischlauch, der in das so geschaffene Loch zwischen Brustkorb und Lunge geschoben wird. WOSCH! Eine riesige Blutfontäne entleert sich aus dem anderen Schlauchende. Diese Drainage war dringend notwendig!

„Weiter drücken!", sage ich, bevor ich anfange, den Schlauch zu fixieren. Der Notarzt vom Hubschrauber ist mit seinem Sani endlich bei uns. Ich gebe ihm einen schnellen Überblick und bitte ihn, einen Beatmungsschlauch in Rainers Luftröhre zu schieben.

Katja ist mit dem Adrenalin fertig. „Ein Milligramm", sage ich zu ihr und sie spritzt das Medikament in den Schienbeinknochen. Der Tropf läuft unverändert. Ein Blick auf unser EKG nach einer Minute. Nichts. „Weiter drücken."

„Beatmungsschlauch ist drin und die Maschinenbeatmung läuft ohne Probleme", gibt mir mein Hubschrauberkollege Rückmeldung. „Dann kümmert euch bitte um eine

Beckenschlinge und die Schienung des Bruches vom linken Bein." Die Beckenschlinge ist eine Art Gurt, der fest um das Becken gebunden wird, um zu verhindern, dass der Patient an einer schweren Blutung aus dem Beckenknochen stirbt.

„Ein Milligramm Adrenalin." Wieder spritzt Katja ein Milligramm in das Schienbein. Unser Blick auf das EKG nach einer Minute: nichts. Nulllinie. Unverändert. „Weiter drücken!"

„Adrenalin." Kurze Abstimmung mit dem Team. Was ist sonst noch zu tun? Die Beatmung läuft, Herzdruckmassage auch, zwei Infusionen laufen ununterbrochen auf Höchstgeschwindigkeit, die Lunge ist entlastet, die Brüche werden gerade geschient. Mir fällt nichts mehr ein. Den anderen auch nicht.

Was macht das EKG? Nulllinie. Nochmal Adrenalin. Verdammte Scheiße, wir kriegen den Kreislauf nicht in Gang. Rainer hat offenbar zu viel Blut verloren, nach innen, in den Brustkorb und in den Bauchraum.

EKG-Check. Nichts. Nochmal Adrenalin. Und nochmal EKG. Und wieder nichts. Die Wiederbelebungsversuche dauern jetzt bereits fast fünfundvierzig Minuten. Ein kurzer Blick in Rainers zugequollene Augen: die Pupillen sind riesig groß. Als ich mit der Taschenlampe hineinleuchte, passiert gar nichts, nicht der kleinste Anschein von enger werden. Das Gehirn hat einen sehr schweren Schaden. Und das EKG? Immer noch nichts. Immer noch diese beschissene Nulllinie. Der Hubschrauberarzt und ich blicken uns in die Augen. Ohne ein Wort zu sprechen nicken wir uns nur kurz zu und ich sage mit trockener Stimme zu den Beteiligten: „Wir hören jetzt auf."

Rainer ist tot. Auf der Bundesstraße. Am 24. Dezember. Scheiß Weihnachten.

PS: Später erfuhr ich von der Polizei, dass Rainer das schöne Wetter nutzen wollte, um auf dem Weihnachtsmarkt in der Nachbarstadt noch eine Bratwurst zu essen. Beim Überholen eines PKW habe er die Kontrolle über seine Maschine verloren und sei ungebremst gegen den Baum gefahren.

Geistesblitz

September 2008, irgendwo in Norddeutschland.

Jan und ich sind gerade unterwegs, um unser Mittagessen einzukaufen, als es gegen elf Uhr mitten im Supermarkt piept. „VU, eine Person verletzt." Wir laufen zum Auto, zwei verwaiste Einkaufswagen bleiben im Geschäft zurück.

Es ist fast kein Verkehr an diesem trüben Vormittag und so erreichen wir den Unfallort auf der Bundesstraße nach nur wenigen Minuten. Die Polizei war noch schneller als wir. Die beiden Beamten stehen an einem dunklen Mercedes, der im Straßengraben liegt. Vom Rettungswagen ist noch nichts zu sehen.

Ich ziehe mir schnell Gummihandschuhe an und steige aus. Der Wagen im Graben sieht nicht schlimm kaputt aus, so als wäre er einfach sanft von der Straße abgekommen. „Guten Tag, wer ist denn verletzt?", frage ich einen der beiden Polizisten, nachdem ich im Unfallauto niemanden gesehen habe. „Doktor Schmidt sitzt bei uns im VW-Bus. Es fehlt ihm nix. Ist nur betrunken!"

„Hallo Herr Schmidt, ich bin vom Rettungsdienst, wie geht es Ihnen?", sage ich, als ich die Tür des Polizei-VW-Busses aufmache. Vor mir sitzt also Dr. Schmidt: schwarze Lederjacke, schwarze Jeans, schwarzer Rolli, schwarze Budapester. Gut sechzig Jahre alt, graue, kurze Haare, glattrasiert. Insgesamt eine sehr gepflegte Erscheinung.

„Es ist alles in Ordnung. Mir tut nichts weh." Sein Atem riecht nach Alkohol.

„Wenn es Ihnen recht ist, würde ich Sie gerne im Rettungswagen untersuchen. Was ist denn passiert?"

Auf dem Weg zum RTW, der in der Zwischenzeit auch eingetroffen ist, erzählt er mir mit verwaschener Stimme, dass er einfach zum Pinkeln anhalten wollte und dabei versehentlich in den Straßengraben gerutscht sei. Er wankt ganz ordentlich, hat große Mühe, die zwei Stufen in den RTW zu erklimmen.

„Wieviel haben Sie denn heute getrunken?"

„Eine Flasche Wodka."

Das ist mal eine Ansage. Morgens um elf Uhr schon eine Flasche Hochprozentiges. Als ich ihn auf der Trage des RTW untersuche erzählt er mir, dass er Zahnarzt sei. Die körperliche Untersuchung zeigt, dass er tatsächlich nur betrunken ist. Scheinbar stimmt das alte Sprichwort mal wieder: „Kinder und Besoffene haben immer Glück." Und so überlege ich, dass unser Patient nicht ins Krankenhaus muss, sondern von der Polizei einfach zum Ausnüchtern nach Hause gebracht werden kann. Ich bespreche das mit den Jungs vom RTW, schreibe schnell das Einsatzprotokoll und begleite Herrn Schmidt danach zurück in das Polizeiauto. „Sie werden jetzt heimgebracht."

Die beiden Polizisten sind noch dabei, den Unfallort zu fotografieren. „Herrn Schmidt geht es soweit gut. Sie hatten Recht: Er ist nur betrunken. Fahren Sie ihn bitte zum Rausch-Ausschlafen nach Hause. Er muss nicht in die Klinik."

„Alles klar!"

Ich verabschiede mich von den Beamten und gehe zurück zu Jan, der schon das Notarztauto gewendet hat. Als ich gerade einsteige, durchfährt es mich wie ein Blitz: Wieso trinkt dieser Mann morgens um elf Uhr eine Flasche Wodka?

„Warte noch mal kurz!", sage ich zu Jan und laufe zum Polizeiauto zurück. Ich mache die Autotür auf und frage Herrn Schmidt: „Warum haben Sie heute schon eine Flasche Wodka getrunken? Sie sehen nicht so aus, als würden Sie das täglich machen!"

Stille.

Der elegante Herr vor mir sieht mich aus großen Augen an. Sagt nichts.

„Herr Schmidt?"

Ich steige zu ihm in den VW-Bus. Weiter nichts. Keine Antwort. Er schaut mich nur an. Es ist als würde die Erde stillstehen.

„Hallo?", spreche ich ihn erneut an.

Da bricht es aus ihm heraus. Er heult, heult, heult. Tränen laufen ihm übers Gesicht wie Sturzbäche.

Boh, die Situation rührt mich an, macht mich total hilflos. Ich nehme den Mann, der mein Vater sein könnte, fest in den Arm. Er heult Rotz und Wasser und ich kriege Gänsehaut von Kopf bis Fuß.

Nach einigen Minuten lässt das Heulen nach. Es bleibt ein erbärmliches Schluchzen. Mit Anstrengung sagt er: „Ich wollte mich umbringen. Nach dreiundsechzig Jahren ein einziger Scherbenhaufen. Frau weg, Haus weg, Schulden ohne Ende. Ich dachte: Wodka und dann mit Vollgas ab vorn Baum. Nicht mal das klappt!"

Mir gelingt es, ihn davon zu überzeugen, dass er professionelle Hilfe benötigt. Wir bringen ihn wegen Eigengefährdung auf die geschlossene Station einer großen psychiatrischen Klinik.

Als ich mich dort von ihm verabschiede sagt er mit Tränen in den Augen zu mir: „Ich hätte es wieder versucht. Danke!"

Mir ist schlecht vor Rührung. Hoffentlich ist bald Feierabend.

LMAA

2002 in der Schwabenmetropole. Kurz vor dem Mittagessen piept es. Das Display zeigt: „Bewusstseinsstörung, männlich, Praxis Dr. Meyer, Nachforderung durch Rettungswagen."

Stefan flucht. Er fährt heute das Notarztauto. Jetzt stellt er den Elektroherd ab und schmeißt den Kochlöffel ins Spülbecken. „Dann essen wir halt wieder matschige Nudeln." Sagts und läuft zum roten BMW.

Nach zehn Minuten Blaulichtfahrt haben wir die Arztpraxis zwischen Gucci- und Prada-Geschäft im eleganten Teil des Stadtzentrums erreicht. Ein Rettungswagen steht bereits vorm Haus. „Dr. Meyer – Zahnarzt – Privatpatienten" steht auf dem goldumrandeten Schild an der Eingangstür. Eine junge Sprechstundenhilfe empfängt Stefan und mich am Eingang, geht dann durch die eindrucksvolle Praxis voran, bis wir vor „Behandlungszimmer 5" stehen. Sie öffnet die Tür und ich sehe die zwei Sanis vom Rettungswagen neben dem Zahnarztstuhl auf dem Boden über einem dicken jungen Mann knien. Einer der beiden pumpt Sauerstoff mit dem Beatmungsbeutel in Nase und Mund des offensichtlich bewusstlosen Mannes, während der zweite Retter gerade einen Tropf legt.

„Hallo, soweit wir bis jetzt wissen, ist der Mann hier auf dem Behandlungsstuhl während der Therapie weggetreten, so dass Dr. Meyer den Rettungswagen kommen ließ. Als wir kamen, war nur seine Helferin hier. Den Mann hier konnten auch wir nicht aufwecken. Vor kurzem hat er aufgehört zu atmen."

„Danke. Und wo ist Dr. Meyer jetzt?", frage ich.

„Der Chef muss doch die nächsten Patienten behandeln. Er ist jetzt in Zimmer 3", gibt die Arzthelferin Auskunft.

Kann doch nicht wahr sein, denke ich, dass Herr Zahnarzt diesen Patienten hier ersticken lässt und seelenruhig beim nächsten Patienten bohrt.

„Wie waren die ersten Kreislaufwerte?"

„Blutdruck 120 zu 80, Puls 50 und 80 % Sauerstoff im Blut", kommt die prompte Antwort vom Sani am Kopfende.

Viel zu wenig Sauerstoff im Blut! Ansonsten sind die Werte gut. Scheinbar ist unser Patient so tief bewusstlos, dass sogar die Gehirnregion aussetzt, die das Atmen regelt. Gut, dass die Jungs gleich angefangen haben, mit dem Beatmungsbeutel nachzuhelfen. Der Überwachungsmonitor zeigt jetzt neunzig Prozent Sauerstoff im Blut. Das ist erstmal ok.

Ich werfe einen schnellen Blick in die Augen des Patienten. Die Pupillen sind normal und werden kleiner, als ich mit meiner Taschenlampe hineinleuchte. Also auch ok und damit kein Hinweis auf Hirnblutung oder spezielle Drogen. Der Tropf liegt mittlerweile und Stefan hat den Blutzucker bestimmt. „Glucose 180", sagt er mir. Das erklärt die Bewusstlosigkeit auch nicht, der Blutzucker ist eher zu hoch als zu niedrig. Was hat der junge Mann bloß? Die häufigen Gründe für Bewusstlosigkeit liegen nicht vor. Ich werde langsam unruhig.

„War heute irgendwas Besonderes? Hatte er hier einen Krampfanfall? Wissen Sie was über Vorerkrankungen? Über Medikamente? Allergien?", frage ich die Arzthelferin, derweil der Patient weiter mit dem Beutel beatmet wird.

„Ich war nicht in diesem Raum. Ich bin sonst an der Rezeption.

Einen kleinen Moment bitte." Sie geht an den Praxiscomputer. „Nö, Herr Spitzer ist scheinbar gesund. Hier steht nichts weiter im Computer. Nur, dass er zu dick ist und höllische Angst vorm Zahnarzt hat. Deshalb kam er ja auch zu uns. Der Chef ist ja bekannt für seine Angstsprechstunde."

Ein Angstspezialist. Ja, ist klar. Kann ich jetzt nachvollziehen: ich kriege Angst, wenn ich sehe, wie der Zahnarzt Herrn Spitzer hier zurückgelassen hat.

Noch ein schneller Blick auf den Überwachungsmonitor. Puls, Blutdruck, EKG und Sauerstoff im Blut – alles in Ordnung. Aber er ist tief bewusstlos und atmet nicht. Was hat er?

Vielleicht hat er ja einen Notfallausweis bei sich, diese Scheckkarte, auf der wichtige Erkrankungen und Allergien vermerkt sind. Ein Griff in die Hosentaschen. Nix. Kein Portemonnaie. Vielleicht in der Jacke? Stefan schnappt sich das Sakko, das am Kleiderhaken hängt. Schnell durchsucht er sämtliche Taschen. „Hier habe ich was." Er kramt eine weiße Schachtel aus einer der Innentaschen.

Dormicum! Eine ganze Packung, 20 Tabletten! Wo hat er die her? Was macht er damit?

Die Arzthelferin bemerkt mein Erstaunen. „Ein Rezept für Dormicum bekommen alle Angstpatienten von Herrn Doktor." Sie sagt das so, als sei es das Natürlichste der Welt. „Herr Spitzer hat das sicher auch beim letzten Besuch erhalten, da wir ja heute mit der richtigen Behandlung anfangen wollten."

*Das Medikament heißt auch „Leck-mich-am-A****-Tablette." Ein Beruhigungsmittel, eine Art Valium. Krankenhauspatienten bekommen davon vor größeren Untersuchungen oder Eingriffen eine Tablette, um gelassen und entspannt vor der OP zu sein. Die meisten Patienten schlafen davon sogar bereits ein.*

„Mach mal auf, wie viele Tabletten fehlen?", sage ich zu Stefan.

„Ein Blister ist leer. 10 Stück."

„Was?"

Ist das die Lösung? Passt alles wunderbar zu einer Dormicum-Vergiftung. Ich schaue kurz in mein Notarztbüchlein. Wie heißt nochmal das Gegenmittel?

„Machste mal eine Ampulle Anexate fertig." Stefan greift in die Ampullentasche und macht das Medikament parat.

Langsam spritze ich die erste Hälfte in die Tropfnadel in der rechten Ellenbeuge. Ich bin gespannt wie ein Flitzebogen. Und in der Tat: wir können förmlich zuschauen, wie das Medikament wirkt. Nach zirka dreißig Sekunden fängt Herr Spitzer wieder an zu atmen, und nach einer Minute macht er die Augen auf. Irritiert schaut er mich an.

„Was is los?", fragt er mit verwaschener Stimme.

Stefan erklärt ihm mit ruhigen Worten, was passiert war. „Wie viele Tabletten haben Sie heute davon genommen?", frage ich und zeige ihm die Packung.

„Zehn. Über dreißig Minuten verteilt. Direkt vor meinem Zahnarztbesuch."

Mir fehlen die Worte. Wir packen unser Equipment zusammen und als Herr Spitzer auf der Krankentrage liegt und wir ihn gerade in den Rettungswagen bringen wollen, schläft er erneut ein. Ich rüttele ihn. Keine Reaktion. Schnell die zweite Hälfte Anexate. Kurz warten und - schwupps! - ist er wieder wach.

Mit Blaulicht gehts in die Klinik, wo Herr Spitzer dann für vierundzwanzig Stunden auf der Intensivstation überwacht wird.

PS: Was jetzt aus Herrn Spitzers Zähnen wird, weiß ich nicht.

PPS: Ich habe es mir nicht nehmen lassen, Herrn Dr. Meyer den Einmal-Beatmungsbeutel zu schenken. Ich verabschiede mich und mit einem Grinsen sage ich zu ihm: „Immer wenn Sie den Beutel sehen, dann denken Sie bitte daran, zuerst die bewusstlosen Patienten zu behandeln, bevor Sie zum nächsten Patienten wechseln."

Auf der Mauer, auf der Lauer

„Auf der Mauer, auf der Lauer sitzt ne kleine Wanze"

März 2002 in der Nähe der Zugspitze. Nach den vergangenen schönen ersten Frühlingstagen ist es heute gruselig: Nieselregen und Wind bei sechs Grad. Gerade kommen wir von einem 08/15-Einsatz in die gemütliche Rettungswache zurück, als es gegen vierzehn Uhr piept. Der Melder zeigt eine Nachricht: „Ertrunkene Person, männlich, Hammersbach."

„Ertrunken" musste ich noch nie lesen.

Ich schnappe meine Jacke, ziehe schnell die Stiefel an und dann ab in die signalrote Mercedes M-Klasse. Sepp war schneller als ich, sitzt schon am Steuer. „Bestimmt wieder so ein Psycho!", entfährt es ihm. Ich verstehe nicht, was er meint. Noch nicht.

„Auf der Mauer, auf der Lauer sitzt ne kleine Wanz"

Wie in einer Berg-und-Tal-Bahn fahren wir mit Blaulicht durch „Bayrisch-Sibirien". Berg rauf, Berg runter, Kurve links, Kurve rechts. Sepp zeigt, was er am Steuer kann und mir wird flau im Magen. Unterwegs kriegen wir über Funk die Meldung, dass Spaziergänger gerade einen Menschen aus einem Bergbach gezogen haben. Jetzt ist mir kotzübel.

Nach fünfzehn Minuten fahren wir von der Landstraße ab. Sepp rast über einen geschotterten Landwirtschaftsweg direkt parallel zum „Hammersbach". Doch was heißt hier „Bach"? Bei uns in Niedersachsen ist ein Bach ein Bach, also ein langsam dahin dümpelnder, schmaler Wasserlauf. In Bayern ist das offenbar anders. Wir fahren entlang eines reißenden

Flusses, sicher fünf Meter breit, hier und da sehe ich Strudel, Schaumkronen überall. Das hier ist KEIN Bach. Das ist eine Wildwasserbahn, gespeist aus eiskaltem Schmelzwasser aus dem Zugspitzgebiet.

Nach nochmal gut zwei Kilometern sind wir endlich am Einsatzort und Sepp parkt hinter dem Rettungswagen. Die zwei Sani vom Rettungswagen sind bereits dabei, den offenbar leblosen Mann wiederzubeleben: Einer macht Herzdruckmassage, der andere beatmet den Patienten mit einem Atembeutel.

„Auf der Mauer, auf der Lauer sitzt ne kleine Wan"

„Hallo, wisst ihr mehr als das, was über Funk kam?", frage ich.

„Nein. Nur, dass die Spaziergänger, die da vorne stehen, den Mann im Fluss treiben sahen und ihn dann hier an der schmaleren Stelle aus dem Wasser gezogen haben."

„Wie lange drückt ihr schon? Gabs ne Laien-Rea?"

Der Sani schaut rasch auf seine Uhr: „Wir sind vor etwa sechs Minuten angekommen. Einer der Passanten hat erste Hilfe geleistet. Der Mann war bei uns pulslos und wir haben sofort begonnen."

„Mund und Rachen waren ok?"

„Nichts, was die Beatmung stören würde."

„Dann machen wir jetzt so weiter: Ihr beiden drückt immer abwechselnd, Sepp kümmert sich um das EKG und ich mache erstmal mit dem Beutel weiter und versuche, einen Tropf zu legen."

Der dunkelviolette Kopf des vielleicht sechzigjährigen Mannes ist übersät mit Platzwunden. Ein kurzer Blick in die Augen des Patienten: Die Pupillen sind riesig groß, ich sehe fast nur schwarz. Keine Reaktion auf mein Taschenlampenlicht.

„Auf der Mauer, auf der Lauer sitzt ne kleine Wa"

Sepp kämpft mit der Kleidung des Mannes, um die vier EKG-Kleber auf dem Brustkorb des Patienten festzumachen. Auf der nassen Haut hält nix. Sepp nimmt rasch die große Schere aus unserem Koffer und macht kurzen Prozess. Nach nur wenigen Sekunden ist der Oberkörper nackt. Die EKG-Kleber halten dennoch nicht. Der Nieselregen macht uns einen Strich durch die Klebe-Rechnung.

„Halt schnell die Defi-Elektroden drauf", bitte ich Sepp. Der Sani, der gerade die Herzmassage macht, hält kurz inne und Sepp drückt die beiden Eisenplatten auf den Brustkorb.

Normalerweise werden damit Elektroschocks abgegeben, wenn der Herzrhythmus außer Rand und Band geraten ist. Man kann die Metallplatten aber auch benutzen, um ein EKG abzuleiten.

„Nix. Nulllinie", so Sepps kurzer Kommentar.

„Weiterdrücken!"

Zum Glück sind die Adern am Hals des Patienten so gestaut, dass ich trotz meiner klammen Finger relativ einfach zwischen zwei Beatmungen einen Tropf legen kann.

„Warme Infusion und Adrenalin." Der zweite RTW-Sani hilft jetzt Sepp am Notfallkoffer. Die Jungs hier sind wirklich gut. Exzellent aufeinander eingespielt. Sepp gibt mir das Adrenalin. Ich spritze ein Milligramm davon unverdünnt in die Halsvene. Die Herzdruckmassage und die Beatmung laufen weiter.

„Miss mal die Temperatur im Ohr." Der Sani läuft zum RTW, holt das Thermometer und hält es in das Ohr des Mannes.

„Nicht messbar, also unter 33 Grad."

„Sepp, EKG!" Erneut hält er die beiden Metallplatten auf den Brustkorb.

„Nulllinie."

„Weiterdrücken!" Ich bekomme langsam ein schlechtes Gefühl. Was können wir noch tun? Mir fällt nichts ein. Fuck.

Ich spritze wieder ein Milligramm Adrenalin. In der Zwischenzeit sind zwei Autos der örtlichen Freiwilligen Feuerwehr eingetroffen. Irgendwer war so schlau und hat die „Florianer" angefordert. Ich bitte deren Einsatzleiter um „Wetterschutz". In unglaublichem Tempo bauen die Jungs ein Zelt um und über uns auf. Dazu installieren sie vier Tausend-Watt-Scheinwerfer, die viel Wärme abstrahlen und unseren Patienten und uns langsam wieder aufwärmen.

„Nochmal EKG!"

„Nix."

„Weiterdrücken und Intubation fertigmachen. Und Absaugung."

Ich spritze nochmal Adrenalin und pumpe danach mit dem Beutel noch zweimal Sauerstoff in die Lungen des Mannes. Als Sepp alles parat hat, bitte ich um eine kurze Pause beim Drücken und schiebe dann einen Beatmungsschlauch in die Luftröhre unseres Patienten.

„Weiterdrücken!"

Sepp reicht mir jetzt den Saugkatheter, mit dem ich versuche, so viel Wasser wie möglich aus der Lunge abzusaugen. Viel kommt nicht. Stattdessen Blut. Jetzt noch das Beatmungsgerät anschließen. Fertig.

Nochmal Adrenalin, nochmal warten, nochmal EKG, nochmal „nix".

„Weitermachen!"

Wieder und wieder.

Ich schaue mir nochmal die Pupillen an. Immer noch groß, immer noch keine Reaktion, als ich mit der Taschenlampe hineinleuchte. Nochmal Adrenalin, nochmal warten, nochmal EKG, nochmal „nix". Scheiße. Die Zeit rinnt uns davon.

„Auf der Mauer, auf der Lauer sitzt ne kleine W"

„Wie lange sind wir jetzt insgesamt dran?"

Sepp schaut auf den Überwachungsmonitor, bei dem immer eine Stoppuhr mitläuft. „45 Minuten."

„Miss nochmal die Körpertemperatur."

„35,7 Grad."

Immer noch kein eigener Puls und immer noch Herzdruckmassage. Nochmal Adrenalin, nochmal warten, nochmal EKG, nochmal „nix".

Nach über einer Stunde sage ich zu den Jungs: „Wir hören jetzt auf. Wir waren zu spät." Um 16.30 Uhr erkläre ich den Mann für tot.

„Auf der Mauer, auf der Lauer sitzt ne kleine"

Während sich die Sanis um den Leichnam kümmern sowie unser Equipment aufräumen und wieder in den Autos verstauen, durchsuche ich die Kleidung des Mannes nach Ausweispapieren, um den Totenschein auszufüllen. In seiner Hosentasche entdecke ich ein Portemonnaie. Das Erste, was ich darin finde, ist der Medikamentenplan von einer psychiatrischen Klinik. Dann den gesuchten Ausweis. Das Foto auf dem Perso gibt mir unzweifelhafte Auskunft: der tote Mann vor mir ist Franz K., sechsundsechzig Jahre. Ich bin neugierig und durchsuche Franz' Kleidung weiter. In der Innentasche seiner Jacke finde ich schließlich einen DIN-A-4-großen Zettel. Offenbar aus seinem Tagebuch herausgerissen, denn die linke Blattkante ist total ausgefranst. Ohne Zweifel Franz' Abschiedsbrief. Mit sauberer Handschrift steht da:

„Sie haben mein Tagebuch gelesen. Ich werde irre. In meinem Kopf spielt tausendfach die Melodie von 'Auf der Mauer, auf der Lauer sitzt ne kleine Wanze'. Es ist ein Suchtproblem. Valium-Entzug. Es kommt jetzt eine fürchterliche Leidenszeit. Euch wünsche ich Kraft und Energie für die kommende Zeit. Und bitte habt mich trotzdem lieb.

Auf ewig. Euer Papa, Mann und Opa."

Mir schnürt es die Kehle zu.

PS: Auf dem Totenschein vermerke ich „Todesursache: nicht-natürlicher Tod". Ergänzend füge ich an, dass eventuell ein Aufsichtsvergehen der psychiatrischen Klinik vorliegt.

PPS: Sepp berichtet mir auf der Heimfahrt, dass dieser „Bach" durchschnittlich dreimal pro Jahr von Patienten der nahegelegenen Psychiatrie zur Selbsttötung genutzt wird.

PPPS: Die Untersuchung der Todesursache der Rechtsmediziner ergab, dass Franz in der Tat ertrunken ist. Die Platzwunden am Kopf resultierten demnach aus wiederholtem und starkem Anprall des Kopfes an Felsen und Geröll im reißenden Wasserlauf.

Quickie

Herbst 2010 in der Schweiz. Drei Sanis und ich sitzen in der Rettungswache zusammen vor der Glotze, als es um zweiundzwanzig Uhr gleichzeitig in vier Hosentaschen piept. „Atemnot", so das kurze Stichwort auf unseren Alarmmeldern.

Janni und Dieter springen in den Rettungswagen, Marius und ich in das Notarztauto. Mit Blaulicht haben wir unseren Einsatzort bereits nach fünf Minuten erreicht. Die Straßen sind leer. Schnell schnappen wir unser gesamtes Equipment und betreten dann das Einfamilienhaus.

Maria empfängt uns völlig aufgelöst. „Mein Mann kriegt keine Luft. Er liegt oben im Bett."

Im ersten Obergeschoss liegt Horst im Ehebett. Er röchelt deutlich vernehmbar, die Augen sind weit aufgerissen, sein Gesicht ist aschfahl und seine Lippen blau. Oh, là, là.

„Guten Tag, seit wann geht es Ihnen so schlecht?", frage ich, als Horst in der gleichen Sekunde die Augen verdreht. Dann ist es still. Das Röcheln hat schlagartig aufgehört. Ich kneife ihn kräftig in die Haut am Hals – nix, keine Reaktion. Er ist bewusstlos.

„Auf den Fußboden, schnell!"

Zum Glück sind wir zu viert, so dass der Siebenundsechzigjährige Sekunden später auf dem Fußboden neben dem Ehebett liegt. Janni versucht, den Puls am Hals zu tasten. „Kein Puls."

KREISLAUFSTILLSTAND. Von jetzt auf gleich. Habe ich noch nie erlebt. Sofort beginnt Marius mit der Herzdruckmassage. Hundertmal pro Minute mit ausgestreckten Armen mitten auf das Brustbein. Gleichmäßig wie ein Schweizer Uhrwerk. Janni wirft mir den Beatmungsbeutel über das Ehebett hinweg zu. Nach dreißigmal Drücken macht Marius eine kurze Pause, so dass ich mit dem Beutel zweimal Sauerstoff in Horsts Lunge pumpen kann.

„EKG und Zugang!"

Dieter bedient unser mobiles EKG. In irrem Tempo hat er die zwei großen Klebeelektroden am Brustkorb platziert.

„Kurze Pause beim Drücken!"

Marius hält inne. Das EKG zeigt eine Nulllinie, das Herz hat seine Arbeit komplett eingestellt. Von einer Sekunde auf die andere Stillstand.

Zwischen Ehebett und Kleiderschrank ist es total eng. Vielleicht siebzig Zentimeter. Gerade mal Platz für Heinz liegend und Marius kniend daneben. Das Bett ist so massiv, dass ich es nicht wegschieben kann. Ich setze mich ans Kopfende. Janni steigt über Horst hinweg und übernimmt kurz den Beatmungsbeutel, so dass ich die Hände frei habe und rasch einen Tropf legen kann. „Rasch" dachte ich jedenfalls. Verdammt, kein Platz, um Horsts Arm abzuspreizen, so dass ich vom Kopf her drankäme. Also ein einziger Versuch, die Nadel rückwärts in die Ader am Ellenbogen zu schieben. Habe ich noch nie gemacht. Der Liebe Gott meint es gut mit Horst. Und mit mir. Der Tropf liegt, die Infusion läuft.

„Der Blutzucker ist ok: 200", sagt Dieter. Nun löst er Marius beim Drücken ab, der bereits schwitzt, wie nach einem Marathon.

In der kurzen Wechselpause ein kurzer Blick auf das EKG: nix, immer noch eine Nulllinie. „Adrenalin!"

Janni ist sofort an der Medikamentenbox und macht eine Spritze fertig. Die Intubation klappt beim ersten Mal und unser Patient wird nun an das Beatmungsgerät angeschlossen. Noch ein paar Werte einstellen, wie oft soll beatmet werden, wieviel Luft pro Minute et cetera. Ab dann läuft alles automatisch.

Bevor ich das Adrenalin in die Ader spritze nochmal ein Blick auf das EKG. „Piep, piep, piep ..."

Horsts Herz schlägt wieder! Braucht jetzt kein Adrenalin zur Starthilfe. Warum hat sein Herz so plötzlich aufgehört zu schlagen? Eben noch wach und dann sofort Herzstillstand?

„Ich mache jetzt das große EKG."

Janni klebt nun viele kleine Elektroden auf den Brustkorb. Gespannt blicken wir auf den EKG-Monitor. HERZINFARKT.

„Bitte jetzt Narkosemittel."

Marius reicht mir nach und nach verschiedene Medikamente, um Horst ins künstliche Koma zu versetzen.

„Noch Heparin und Aspirin."

Diese Medikamente machen das Blut dünner, so dass die Blutgerinnsel in den Herzkranzgefäßen nicht noch grösser werden.

Ein schnelles Telefonat mit der nächsten größeren Klinik, in der auch nachts Blutgerinnsel in den Herzkranzgefäßen von Herzspezialisten aufgelöst werden können. Jede Minute zählt.

Je länger es dauert, bis der Herzmuskel wieder mit Sauerstoff versorgt wird, umso mehr Herzmuskelzellen sterben ab. „Kein Problem. Kommt. Wann seid ihr hier?" Eine nette Kollegin. Das ist nicht immer so.

Mit Hilfe der örtlichen Feuerwehr, die Janni angefordert hat, schaffen wir Horst und unsere gesamte Ausrüstung erst auf den Balkon und dann auf die Trage, die am Korb der Drehleiter fixiert ist. Die Feuerwehrjungs sind gut eingespielt, so dass wir Horst in Windeseile vom ersten Obergeschoss in den Rettungswagen bringen können.

Nach zwanzig Minuten Fahrt über die Autobahn ist Horst in der Klinik. Zwischen Wiederbelebung und Herzeingriff ist trotz fünfunddreißig Kilometer Entfernung weniger als eine Stunde vergangen. Eine super Zeit, die nur mit dem Klasse-Team möglich war.

Ich kriege eine Gänsehaut, wenn ich daran denke, wie es wohl geendet hätte, wenn wir nur fünf Minuten später bei Horst gewesen wären.

Der Grat zwischen Leben und Tod ist sehr, sehr schmal.

Oma Esther, Felix und der Liebe Gott

Alpenregion der Schweiz im Herbst 2008. Auf der Wache ist es ruhig. Jetzt in der Nebensaison ist kaum was zu tun im Vergleich zur turbulenten Sommerhauptsaison mit ihren verunfallten Bergwanderern, Mountainbikern und Motorradfahrern. Ich nutze die Ruhe und bin mit Chromputz an meiner Fat Bob. Gerade habe ich den ersten Zylinderkopf auf Hochglanz gebracht, als es piept.

„Verbrennung, einundsiebzig Jahre."

Stefan und ich ziehen uns an und fahren dann im signalgelben Passat mit Blaulicht in eines der Bergdörfer oberhalb unseres Standortes. Über Funk erfahren wir, dass der Patient vermutlich schon „ex", also tot (von Exitus) ist. Die Polizei sei schon vor Ort.

Die herrliche Berglandschaft der Alpen fliegt an uns vorbei, so dass wir nach gut achtzehn Minuten das Chalet „Esther" erreicht haben. Vor der Tür stehen schon zwei Polizeiwagen. Vom Rettungswagen ist noch nichts zu sehen, so steigen Stefan und ich aus und wollen gerade unsere Ausrüstung aus dem Auto nehmen, als einer der Polizisten aus dem Haus kommt.

„Könnt ihr im Auto lassen. Ist zu spät."

Stefan schließt die Heckklappe und ich nehme einen Totenschein aus der Dokumentenmappe, den ich auf jeden Fall ausfüllen muss. Dann gehen wir zur Eingangstür. Als wir gerade eintreten wollen, kommen uns zwei Polizeibeamte entgegen. In ihrer Mitte führen sie eine zierliche alte Frau in gepflegtem Kostüm aus dem Haus. Ich muss bei ihrem Anblick sofort an Estelle Getty von den „Golden Girls" denken: ein in Ehre gealtertes Gesicht. Unzählige tiefe Falten, die ihr sicher siebzigjähriges Leben gegraben hat. Ein offener, freundlicher Blick durch eine elegante Brille. Dazu eine Frisur, wie gerade frisch von der neuen Dauerwelle gekommen. Den würdevollen Anblick der Seniorin stören einzig die ihr angelegten Handschellen.

„Was machen die Beamten bloß mit der armen kleinen Oma?", kommt es mir in Kopf. Alles nur eine Fata Morgana?

Mit kurzem Gruß geht das Dreiergespann an uns vorbei. Die Polizisten setzen Esther auf die Rückbank ihres Autos. Einer der Beamten setzt sich zu ihr. Stefan und ich gucken uns ungläubig an und betreten das Haus. Wir laufen durch das Haus auf der Suche nach dem Verstorbenen und den anderen Polizisten. Von oben hören wir Stimmen und gehen so in das erste Obergeschoss. Am Ende des Flures werden wir fündig. Die beiden Kapos (Kantonspolizei) stehen im kleinen Badezimmer.

„Guten Tag, können wir noch etwas tun?"

„Nein. Da seid ihr zu spät!"

Der Kapo tritt zur Seite, so dass ich das Badezimmer betreten kann. In der Badewanne liegt Felix, nackt und mit angezogenen Beinen zusammengekauert, wie ein in die Enge getriebenes Tier. An der Wand über ihm hängt ein alter, großer Warmwasserboiler. Die starren Augen des Rentners sind weit aufgerissen, sein Blick ist gefrorene Angst. Der ausgezehrte Körper des alten Mannes ist brutal entstellt. Brandblasen und blanke Unterhaut. Der Geschundene ist von Kopf bis Fuß wie geschält. Offenbar wurde überall die zarte Haut, die Brandblasen überdeckt, entfernt. Die verbliebenen nicht geschälten Körperpartien sind übersät von Brandblasen. Ist das furchtbar. Was muss hier passiert ein?

„Doc, das ist noch nicht alles. Schau mal auf das Sofa im Zimmer nebenan!" Der Polizist schaut mich ernst an. Stefan und ich gehen in das Nebenzimmer. Auf dem Sofa liegt feinsäuberlich aufgereiht jene Oberhaut, die Felix entfernt wurde. Große Fetzen, kleine Fetzen, ein riesiges Mosaik. Mir wird übel. So was Grausiges habe ich noch nie gesehen.

„Was ist hier vorgefallen?", frage ich die Kapos.

„Wissen wir noch nicht. Nur so viel: Esther hat uns angerufen und berichtet, dass ihr Mann wohl tot sei, und dass sie damit vermutlich etwas zu tun hat." Ich will hier so schnell wie möglich weg. In Windeseile fülle ich den Totenschein aus: „Nicht natürlicher Tod." Damit lassen wir die Beamten zurück und fahren zur Wache.

Einsatz erledigt. Ich muss mich übergeben.

PS: Wochen später erfahre ich den Hintergrund des Geschehenen. Die psychiatrische Untersuchung von Esther ergab, dass sie unter einer schweren Psychose leidet. Im Rahmen dieser Erkrankung habe sie die Eingebung gehabt, dass sie auserwählt sei, Werkzeug und verlängerter Arm für den Lieben Gott auf Erden zu sein. Bei dieser Aufgabe wurde sie jedoch von Felix gestört, denn der war nach einem Schlaganfall schwer körperlich behindert und ständig auf Esthers Hilfe angewiesen. Die göttliche Stimme habe sie deshalb dazu aufgefordert, sich einen „neuen" Ehemann zu machen.

Zu diesem Zweck setzte Esther Felix in die Badewanne und überbrühte ihn solange mit kochendem Wasser aus dem Boiler bis sich überall auf dem Körper Brandblasen bildeten (und er starb). Esther hat ihrem Ehemann dann die zu Blasen aufgequollene Haut abgezogen, im Wohnzimmer auf dem Sofa ausgelegt und sich durch diese Häutung einen „neuen" Mann geschaffen.

PPS: Esther wurde krankheitsbedingt schuldunfähig vom Gericht lebenslänglich in die forensische Psychiatrie eingewiesen.

PPPS: Lektion des Tages – Beurteile keinen Menschen nach seinem Äußerem. Du kannst niemandem hinter die Stirn schauen.

Blut ist dicker als Wasser

Ein Tag im August 1998, 16.30 Uhr. Ich vergesse diesen Tag niemals.

„Chirurgisch, Kreisstraße 7, Kreuzung Hoher Wald."

Marcel und ich laufen von unserem Bereitschaftszimmer quer durch die Klinik zum Notarztauto. Die genannte Kreuzung nennt der Volksmund auch „Die Todeskreuzung". Hier haben sich schon unzählige schlimme Verkehrsunfälle ereignet. Wir haben zirka fünfzehn Kilometer Anfahrtsweg vor uns. Einmal quer durch die bergige Landschaft des Werra-Meissner-Gebietes mit ihrer schönen Landschaft: satt grüne Nadelwälder wechseln sich mit saftigen Wiesen ab. Aus Hügeln werden Berge hinauf zum „Hohen Meissner."

Nach achtzehn Minuten haben wir unser Ziel fast erreicht. Ein Stau hindert uns am weiteren zügigen Vorankommen. Auch mit Martinshorn ist fast nichts zu machen, so dass wir gut hundert Meter vor der Kreuzung links am Waldrand parken. Schnell unsere Ausrüstung in beide Hände und dann rennen wir vor bis zum Unfallort. Von hinten höre ich das Martinshorn des Rettungswagens.

Das erste, was ich knapp hinter der Kreuzung der beiden Kreisstraßen beim Näherkommen sehe, ist ein Rennrad beziehungsweise das, was von einem Rennrad übriggeblieben ist: ein Schrotthaufen. Die Gabel fehlt, ist offensichtlich samt Vorderrad vom Rahmen abgerissen, der Rest vom Rennrad ist kaum noch als solches erkennbar.

Zehn Meter weiter von der „Todeskreuzung" entfernt stehen

einige Passanten. „Hierher!", ruft uns eine Stimme aus der Menschentraube. Wie gelähmt schauen alle auf den Asphalt in ihrer Mitte. Julia.

Die junge Frau liegt auf dem Bauch in einer Blutlache, die beinahe so groß ist wie sie selbst. Der rechte Unterschenkel hängt im Bereich des Kniegelenkes nur noch an Muskeln und Weichteilen und macht einen grotesken Knick. Die Haut ist total zerfetzt und aus der freiliegenden Kniekehlenader läuft Blut. Aus ihrer Nase ebenso. Beide Arme und Beine haben vom Sturz und dem wohl anschließenden Rutschen über die Straße riesige Schürfwunden, die teilweise bis auf die Knochen reichen.

„Ganz vorsichtig gestreckt umdrehen!"

Die drei Sanis drehen die Frau behutsam auf den Rücken, während ich den fast komplett abgetrennten Unterschenkel hinterherführe. Als sie beinahe umgedreht ist, knickt der rechte Oberarm ein. Gebrochen. Sie atmet nur nach schwach.

„Halskragen! Absaugung! Beatmungsbeutel! Verkabeln und Zugänge!"

Marcel gibt mir den Plastikkragen, der die Halswirbelsäule schützen soll und macht anschließend gleich die Absaugung klar. Kai klebt schon das EKG auf. Ich öffne Julias Mund und sauge reichlich Blut aus Mund- und Rachenraum. Dann drücke ich Sauerstoff aus dem Beutel in ihre Lungen. Marcel bemüht sich jetzt, einen Tropf zu legen, und Jens versucht, den Blutdruck zu messen.

Als das Notfall-EKG geklebt ist, übernimmt Kai den Beutel. Ich will jetzt Julia von Kopf bis Fuß untersuchen.

„Druck nicht messbar! Ich kann keinen Puls fühlen!"

„Scheiße. Blutungsschock. Noch einen Tropf. Große Nadel. Wir müssen Infusionen geben, soviel wir reinkriegen."

Ich fange an, zu untersuchen. Am Kopf finde ich folgendes: Nasenbluten und eine große Platzwunde an der Schläfe, die Pupillen sind rund und nicht vergrößert. Gott sei Dank ist wohl im Kopf alles ok. Der knöcherne Hirnschädel hat keine Dellen, jedoch knirscht das rechte Jochbein beim Betasten. Lippenplatzwunden. Kein Blut aus den Ohren, was auf eine Schädelbasisverletzung hindeuten könnte. Die Halswirbelsäule ist mit dem Plastikkragen gut versorgt.

„EKG läuft. Puls 180!" Normal ist etwa sechzig bis siebzig pro Minute. Noch ein Zeichen für einen Schock und den drohenden Tod infolge Verbluten. Das Herz versucht den Kreislauf aufrecht zu erhalten, indem es das verringerte Blutvolumen umso schneller durch den Körper pumpt.

„Zweiter Tropf liegt."

„Macht Druckinfusionen! Und einen Druckverband über die Ader am Knie!"

Wir müssen so schnell es geht die Blutungen stoppen und das verlorene Blut durch Infusionslösungen ersetzen, wenn Julia noch eine Chance haben soll.

„Und bereitet die Intubation vor!"

Schnell meine Untersuchung beenden: Der rechte Oberarm ist gebrochen, ansonsten bis auf Schürfungen, genauso wie der linke Arm, unverletzt. Schultergürtel und Brustkorb sind stabil, die Lungen hören sich mit dem Stethoskop gut an.

Julias Bauch ist prall, fühlt sich an wie ein straffes Wasserbett.

Auch das noch! Blutung aus irgendeinem Blutgefäß oder einem Organ in den Bauchraum.

Das Becken ist auch kaputt. Wenn ich auf Beckenvorsprünge unterhalb des Bauches drücke, weichen die Knochen sofort auseinander. Gebrochen. Das kann auch nach innen bluten wie verrückt.

„Beckenschlinge!"

Jens läuft los und holt einen Gurt aus dem Auto, mit dem Beckenbrüche geschient werden können.

„Versucht noch irgendeinen Zugang zu legen und macht Noradrenalin klar!"

Der rechte Unterschenkel ist fast vollständig amputiert, hängt nur noch an den Weichteilstrukturen. Die Blutung scheint unter dem zwischenzeitlich angelegten Verband gestoppt zu sein. Der Verband ist jedenfalls nicht durchgeblutet. Das linke Bein ist bis auf Schürfungen ok.

Polytrauma! Mehreren Verletzungen, die alleine oder in Kombination potentiell tödlich sind. Bauchtrauma mit innerer Blutung. Beckenbruch. Fast vollständige Unterschenkelamputation. Oberarmbruch.

„Dritter Zugang liegt! 1,5 Liter sind schon drin."

„Noradrenalin erstmal auf zwei Milliliter pro Stunde laufen lassen und dann jetzt die Intubation." Noradrenalin ist ein kreislaufunterstützendes Medikament, das im Schock gute Dienste leistet.

Nochmal schnell den Mund aussagen, dann den Schlauch in die Luftröhre. Ich sehe rein gar nix in Julias Rachen. Alles immer

145

noch rot vor Blut. Nochmal absaugen. Nach drei Versuchen gelingt es mir endlich. Die Beatmungsmaschine übernimmt nun anstelle des Beutels und wir haben zwei Hände mehr.

„Beckenschlinge."

Behutsam heben die Sanis Julia hoch, so dass ich den Gurt unter ihr durchschieben kann. Dann wird er angespannt, so fest es geht.

„Immer noch kein Blutdruck messbar!"

„Stell die Spritzenpumpe auf vier Milliliter pro Stunde."

Das EKG zeigt unverändert einen sehr schnellen Rhythmus. Julias Rest-Blut wird jetzt von den lebenswichtigen Organen benötigt. Verschiedene Eiweißstoffe sorgen im Schock daher dafür, dass Arme und Beine erst mal nicht mehr mit Blut versorgt werden. So können wir keinen Puls an den Handgelenken tasten und also auch keinen Blutdruck messen. Ich taste unter den Beckengurt und kann in der Leiste einen ganz schwachen Puls fühlen.

„Beinschiene und Trage mit Vakuummatratze, weiter Druckinfusionen. Wir müssen so schnell es geht in die Klinik!"

Kai und Jens laufen zum Auto und holen das Material. Marcel drückt jetzt den nächsten Infusionsbeutel mit bloßen Händen zusammen, so dass die Flüssigkeit im Schuss in Julias Adern fließt, anstatt nur hineinzutropfen.

Als das Equipment da ist, montieren wir schnell die Schiene an das rechte Bein, um den Unterschenkel zu stabilisieren. Dann legen wir Julia gemeinsam auf die Vakuummatratze, saugen die Luft daraus ab, so dass sie jetzt bombenfest darauf liegt. Ab auf die Trage und ins Auto.

„Weiter Infusionen. Und Anmeldung im Schockraum! Losfahren!"

Mit Blaulicht fahren wir in die große Klinik in Nordhessen. Wir haben jetzt schon fast fünf Liter Infusionen in Julia hineingedrückt und das Herz rast immer noch wie verrückt. Unverändert schockig. Ihr Leben hängt am seidenen Faden.

Nach fast zwanzig Minuten sind wir endlich am Krankenhaus angekommen. Mit fliegenden Fahnen fahren wir in den Schockraum. Das ganze Team steht bereit: Unfallchirurg, Bauchchirurg, Narkosearzt, Radiologe, HNO-Arzt und Mund-Kiefer-Gesichtschirurg. Dazu noch Schwestern und Pfleger jeder Disziplin. Sicher fast fünfzehn Leute.

Schnell mache ich meine Übergabe. Dabei ist es mucksmäuschenstill, nur das Piepen des EKG und die Beatmung sind zu hören. Als ich fertig bin, stürzen sich alle nach einem streng festgelegten Schema auf unsere Patientin.

Julia hat es erstmal bis hierher geschafft.

Als ich den Notfallbereich verlasse, fühle ich eine komische Leere. Keine Euphorie, dass wir Julia lebend bis hierher bringen konnten oder Stolz auf das Geleistete. Ihr weiteres Schicksal ist für Freude zu ungewiss.

PS: Meine spätere Nachfrage zu Julias weiterem Schicksal ergab folgendes: Als wir in der Klinik eintrafen, hatte sie nur noch einen Hb-Wert von 2,5! Das ihr abgenommene Blut sah aus wie ein Wasserglas, in dem man einmal rote Farbe aus einem Tuschepinsel ausgespült hat. Fast nur noch Wasser. Der Hb-Wert gibt Auskunft über den Gehalt des Blutes an roten Blutkörperchen, also der Sauerstoffträger. Normal ist ein Wert von über vierzehn. Der Grund für ihren hohen Blutverlust lag zum einen an der Unterschenkelverletzung mit Abriss der Kniekehlenschlagader, zum anderen an einem Milzriss, der zu einer massiven Blutung in den Bauchraum führte.

PPS: Julia lag fast ein halbes Jahr in der Klinik und wurde dabei unzählige Male operiert. Wie durch ein Wunder hat sie den Unfall überlebt. Sogar ihr Unterschenkel konnte gerettet werden. Als erste Operation wurde direkt vom Schockraum aus der Bauch eröffnet und die kaputte Milz entnommen. Und während die Bauchchirurgen „oben" operierten, hat ein Gefäßchirurgieteam „unten" die abgerissene Schlagader geflickt. Sämtliche Brüche wurden in der nächsten Zeit versorgt. Es verblieb ein Nervenschaden am rechten Bein, der dafür verantwortlich ist, dass sie ihren Fuß nicht mehr anheben kann. Mit einer orthopädischen Schiene kann sie dennoch alleine gehen.

PPPS: Zum Hintergrund des Unfalls: Julia war eine ambitionierte Triathletin und hat am Unfalltag Rennradtraining absolviert. Ein Autofahrer übersah Julia und ihre Vorfahrt an der „Todeskreuzung" und hat sie mit hoher Geschwindigkeit vom Rad katapultiert. Anschließend ist er – ohne ihr zu helfen – davongefahren. Die Arbeit der Polizei konnte den Unfallflüchtigen später ermitteln.

Das wird doch nix!

Ein Samstag im Herbst 2005. Wir essen gerade zu Mittag, als es piept. „Bewusstlose Person."

Mike und ich laufen zum Auto. Der Rettungswagen hat die Wache bereits verlassen. Wir fahren in eines jener Viertel, das jede Stadt kennt: die Häuser heruntergekommen, hohe Arbeitslosigkeit, Gewalt, auf Taste „1" der Fernbedienung RTL II.

Nach kurzer Anfahrt erreichen wir das Vierfamilienhaus. Die Sanis schauen ratlos auf das Klingeltableau. Keine Namensschilder oder nicht lesbare. Da wird uns plötzlich ohne zu klingeln die Haustür geöffnet. Ein freundlich dreinblickender, älterer Herr, dem Akzent nach mit polnischen Wurzeln, schickt uns in die erste Etage. Schon im Treppenhaus ein fieser Geruch nach kaltem Aschenbecher. Die Duft-Grundnote bleibt unverändert, als wir die Wohnung betreten. Diesmal jedoch nicht kalter Rauch, sondern frischer. Und zwar nebeldicht! Offenbar wird hier seit Jahren in der Champions League geraucht: Vorhänge gelb, Tapeten gelb, Fensterbeschläge gelb. Selbst das Gesicht der dicken Frau auf dem Sofa ist gelbgrau. Der Wohnzimmertisch ist übersät mit Tabakkrümeln, Kippen, überquellenden Aschenbechern und Essensresten.

Und so sitzt sie also auf dem Sofa am Wohnzimmertisch: Inge, dick und rund und ungepflegt. Graublonde, strähnige Haare, ihr T-Shirt verwaschen und befleckt, genauso ihre Jogginghose. Sie schaut uns nur kurz an, deutet dann auf den schlanken Mann, der ihr gegenüber auf dem Boden zwischen Wohnzimmertisch und Fernseher liegt.

„Er ist aufgestanden und umgefallen, dann hat er gezuckt und dann war Feierabend." Sagts und sieht unbeeindruckt weiter fern.

Ich laufe um das Sofa herum und überprüfe hastig Karls Atmung und seinen Puls. Nix.

„Rea!", also Wiederbelebung, rufe ich den Sanis zu.

Mike fängt sofort mit der Herzdruckmassage an. Fabi reißt erstmal die Fenster auf, um frische Luft reinzulassen und macht dann unser EKG klar.

„Mir wird kalt!" Inge ist von Mike genervt.

Christopher öffnet den Notfall-Rucksack und wirft mir den Beatmungsbeutel zu. Vorm Beatmen noch ein schneller Blick in Karls Augen: Seine Pupillen sind rund, aber riesig weit. Als ich mit der Untersuchungslampe hineinleuchte, tut sich nichts. Kein gutes Zeichen für den Zustand des Gehirnes.

„Meinen Sie das hat noch Sinn?", kommt vom Sofa her eine skeptische Frage, so als wollte uns Inge dazu ermutigen, den Versuch der Wiederbelebung gleich wieder abzubrechen. Nachdem ich mit dem Beutel zweimal Luft in Karls Mund und Nase gedrückt habe, frage ich zurück: „Wer ist der Mann hier? Nimmt er Tabletten? Und hat er schwere Erkrankungen? Allergien?"

„Karl ist mein Mann. Er hatte mal einen Schlaganfall. Nix Schlimmes."

„Nimmt er Tabletten?"

„Nix. Er geht nicht zum Arzt." Und schaut weiter Fernsehen.

Zwischenzeitlich hat Fabi das Notfall-EKG auf Karls Brust geklebt.

„Kurze Pause beim Drücken!"

Mike hält inne. Das EKG zeigt uns eine Nulllinie. Das Herz steht still.

„Weiter drücken, Zugang, Adrenalin und Intubation!"

Schon wirft mir Christopher einen Beatmungsschlauch aus dem Rucksack zu, der kurze Zeit später in Karls Hals steckt. Dem Herrgott sei Dank, dass jemand dieses Beatmungshilfsmittel erfunden hat, das man ganz einfach in den Hals des Patienten schieben kann ohne lange den richtigen Weg in die Luftröhre suchen zu müssen.

„Zugang liegt", kommt jetzt von Fabi.

„Adrenalin ein Milligramm!"

Fabi spritzt das Medikament und Mike drückt ununterbrochen weiter. Christopher hat sich jetzt hinter ihn gestellt, so dass das Ablösen ohne große Pause passieren kann.

Im Moment des Abwechselns ein schneller Blick auf das EKG. Herzkammerflimmern! Karls Herz zuckt ungeregelt mehr als dreihundertmal pro Minute, ohne Blut zu pumpen.

„Defi laden!"

Mike drückt auf die rote Taste am EKG, sofort erklingt ein heller Warnton. Christopher drückt ohne Unterlass auf den Brustkorb. Als der „Schocker" fertig geladen ist, treten alle von Karl zurück. Mike löst aus. Paff! Ein Stromschlag durchzuckt

Karl. Sein ganzer Körper bebt.

„Weiter drücken und Cordarex 300 Milligramm!"

Cordarex ist ein Medikament, das hilft, Kammerflimmern in einen normalen Herzrhythmus zurückzuführen.

„Das hat doch alles keinen Sinn. Is doch Quatsch!" Inge versucht uns zu motivieren.

Mir fällt dazu keine passende Antwort ein. Ich versuche sie aus der Szene auszublenden.

„Cordarex ist drin", kommt es von Mike.

Fabi hat den Blutzucker gemessen.

„Zucker 250."

Das ist also nicht Karls Problem.

„So ein Unsinn!" Inge feuert uns weiter an.

„Kurze Pause beim Drücken!"

Unverändert Kammerflimmern.

„Nochmal laden. Und nochmal 150 Milligramm Cordarex."

Da ertönt auch schon der helle Warnton aus dem EKG.

„Zurücktreten!"

Paff. Neuerlich erbebt Karl.

Ein schneller EKG-Check. Kammerflimmern. Unverändert.

„150 Milligramm Cordarex sind drin."

„Nochmal Defi!"

Der helle Alarmton pfeift. Kurze Pause. Paff. Ein weiterer Stromschlag.

Fabi hat zwischenzeitlich Christopher abgelöst und beginnt unmittelbar wieder mit der Herzdruckmassage. Nach einer Minute bedeute ich ihm, eine Pause zu machen.

„Piep, piep, piep ..." Das EKG zeigt einen regelmäßigen Rhythmus.

„Fühl mal nach dem Puls!", bitte ich Christopher.

Er greift in Karls Leiste und versucht die große Arterie zu tasten. „Hier. Ganz deutlich."

Karls Herz schlägt wieder regelmäßig. Unser Monitor zeigt es auch: die Pulskurve macht rhythmische Ausschläge.

„So was Beklopptes!" Inge ist nicht zufrieden mit unserer Arbeit.

Wir verständigen die Feuerwehr, da wir Karl inklusive Beatmungsgerät und EKG nicht allein aus dieser Wohnung tragen können. Hilfe von Inge können wir wohl nicht erwarten.

„Bitte noch eine Spritzenpumpe fertigmachen. Noradrenalin. Fünf Milligramm auf 50 Milliliter."

Mike zieht eine große Spritze mit dem herzunterstützenden Medikament auf. Ein kleiner Apparat pumpt von nun an dauerhaft zwei Milliliter dieser Lösung pro Stunde in Karls

Ader.

Als die sechs Jungs von der Feuerwehr da sind lagern wir Karl auf ein Bergetuch und tragen ihn samt Equipment in den Rettungswagen. Beim Gehen entschuldige ich mich bei Inge für die Störung beim Fernsehen. Und dann gehts mit Blaulicht in die Klinik.

Auf der Fahrt schaue ich noch einmal in Karls Pupillen. Sie sind wieder eng. Vielleicht hat er ja Glück und wir waren schnell genug.

PS: Der Grund für Karls Herzstillstand war ein Herzinfarkt. Ob er überlebt hat, weiß ich nicht. Dass Inge aber weiterhin unbeeindruckt vor Glotze sitzt, nehme ich stark an.

Ivan

Niedersachsen im Sommer 2000. Am frühen Nachmittag stehen Frieda und ich bei einem kleinen Dorfbäcker in der Schlange. Auf der Rückfahrt von unserem letzten Einsatz zur Rettungswache überkam uns Kuchenappetit. Frieda, die heutige Fahrerin des Notarztautos, kennt sich als Urgestein dieser Gegend bestens aus und schwört auf das Handwerk von Bäckermeister Schenkel. Und in der Tat: die Auslage ist der Hammer. Wenn du hier nicht dick wirst, dann nie. Frieda hat bereits bezahlt, als ich bestellen möchte. In der Sekunde piept es: "Chirurgisch, männlich, Steinbruch."

Das wars mit Kuchenessen. Ab in den roten Passat, Blaulicht an und los.

Nach sieben Minuten sind wir am Ziel. Vom Rettungswagen noch keine Spur. Das Tor zum Steinbruch ist bereits geöffnet und ein Pförtner weist uns den Weg zum "Steinschredder". Über die staubige Werksstraße gelangen wir zu einer Maschine, so groß wie ein Einfamilienhaus. Das Monstrum steht still. Einige Arbeiter laufen uns entgegen. Als wir anhalten und aussteigen, platzt es auch schon aus einem der Männer heraus: "Ivan klemmt im Schredder. Schnell. Er stirbt!"

Frieda reißt die Heckklappe des Passat auf, drückt mir den Notfallrucksack und das EKG in die Hände und schnappt sich selbst das Sauerstoffgerät und den Chirurgiekoffer. Wir laufen los, immer dem Arbeiter hinterher. Auf der Rückseite des Schredders führt eine Eisentreppe auf die Maschine hoch. Am Ende der Leiter erreichen wir Ivan.

Ein Horrorbild! Ivan liegt mit dem Kopf voran etwa drei Meter tief im "Maul" des Schredders. So als hätte er einen Kopfsprung in den Schlot gemacht. Seine Arme sind zwischen den beiden Stahlwalzen eingeklemmt, die bei laufendem Betrieb große Felsbrocken mit ihren Zähnen zerquetschen.

Er sagt keinen Ton. Liegt auf dem Bauch und rührt sich nicht. Hinter uns kommt ein offensichtlich Verantwortlicher des Betriebes die Leiter empor. Er trägt als einziger Bürokleidung und einen weißen Schutzhelm. "Was ist passiert? Ist die Maschine jetzt sicher?", frage ich den Anzugträger und den Mann, der uns hierhergeführt hat.

"Dieter Geröllheimer. Ich bin der Chef. Habe es auch gerade erst erfahren. Und ja, ja, die Maschine kann jetzt problemlos betreten werden." Er ist sichtlich schockiert.

"Ivan und ich haben versucht, einen verklemmten Felsbrocken mit einer Eisenstange zu lösen. Als wir das geschafft hatten, fing die Maschine gleich wieder an zu laufen und hat Ivan an der Eisenstange in die Walzen gezogen. Ich habe sofort den Not-Aus-Schalter betätigt." Dann sagt der bullige Mann nichts mehr. Seine Stimme erstickt in Tränen.

"Können Sie die Maschine rückwärts laufen lassen?"

Herr Geröllheimer verneint das. "Nur per Hand. Eigentlich. Haben die Männer auch schon versucht. Vergeblich. Die Mechanik hängt."

"Bestell das Technische Hilfswerk und die Feuerwehr!" Frieda nickt und holt ihr Handy raus. Während sie noch mit der Rettungsleitstelle spricht, kommt der Rettungswagen. Ich rutsche vorsichtig den Trichter hinunter zu Ivan. Die Gummisohlen meiner Sicherheitsstiefel geben mir einigermaßen Halt auf der zerbeulten Eisenrutsche.

"Hallo Ivan, kannste mich hören?"

Der junge Mann stöhnt leise. Sein Atem geht flach. Eine Antwort bekomme ich nicht. Er steckt mit beiden Armen so tief in den Walzen, dass nur noch ein kurzes Stück seiner Oberarme herausragt. Alles ist voller Blut. Aus dem rechten Arm blutet es wie verrückt!

Sofort greife ich zwischen den Rollen hindurch zu der Stelle, wo das Blut aus Ivans Arm läuft. Mit drei Fingern schaffe ich es erstmal, dass es weniger stark blutet.

Mit meiner anderen Hand taste ich nach Ivans Puls am Hals. Er ist kaum noch tastbar und geht irre schnell. Frieda, Fabi und Florian sind endlich auch hier unten.

"THW und Feuerwehr kommen!"

"Einer hierher und den Arm abdrücken, dann Druckverband, Braunüle und Sauerstoff. Danach Ketanest und Dormicum und verkabeln!"

Fabi übernimmt das Abdrücken und Florian schneidet sofort Ivans Overall vom Rücken bis zu den Füßen auf, damit wir an Ivan arbeiten können. Dann kümmern sich die beiden Jungs um den Druckverband, um die Blutung einigermaßen in den Griff zu kriegen.

Frieda setzt Ivan die Sauerstoffmaske aufs Gesicht. Ich ziehe Ivan Stiefel und Strümpfe aus. Der Fingersensor zur Überprüfung des Sauerstoffgehaltes im Blut ist heute ein Zehensensor.

"Der Druckverband sitzt!"

Da Ivan durch die Maschine in Bauchlage fixiert ist, müssen wir

"Freistil" machen. Das EKG klebt Frieda auf den Rücken anstatt auf die Brust. Der Überwachungsmonitor zeigt einen irren Puls. Rasend schnell. Den Blutdruck können wir nicht messen. Ich bin mir trotzdem sicher: Blutungsschock!

Ich versuche die Adern an den Beinen mit einem Gummischlauch zu stauen, um einen Tropf legen zu können. Nix. Da staut sich gar nichts. Keine Chance. Die Beine liegen am höchsten Punkt. Und zusätzlich hat Ivan ohnehin wohl kaum noch Blut.

"Bohrmaschine und die Medikamente mit Zerstäuber!"

Florian gibt mir nach kurzer Zeit zwei Spritzen: eine mit einem starken Schmerzmittel, die andere mit einem Beruhigungsmittel. Auf beiden Spritzen ist ein kleiner Aufsatz, der das Mittel zerstäubt, so dass ich Ivan gleich die Medikamente wie ein normales Nasenspray geben kann.

Ich beuge mich über Ivans Kopf, der auf der linken Wange liegt. Seine Augen sind geschlossen.

"Ich sprühe gleich etwas in die Nase" Keine Reaktion. Ivan kriegt je zwei Milliliter in die Nasenlöcher gesprüht. Die Nasenschleimhaut nimmt dann den Wirkstoff in die Blutbahn auf.

"Bohrmaschine fertig?" Frieda gibt mir den Akkuschrauber und beugt dann Ivans rechtes Knie, so dass der Schienbeinkopf frei liegt. Kurz desinfizieren und schon ist die Metallkanüle in das Knochenmark gebohrt. Schnell fixieren, einmal kurz anspülen, dann läuft die erste Infusion. Von all dem kriegt Ivan dank der Nasensprays nichts mit.

"Das gleiche links!" Ivan braucht dringend Infusionen, damit sein Kreislauf erhalten bleibt. Als ich gerade mit Fabis Hilfe die

158

zweite Kanüle eingebohrt habe, kommen THW und Feuerwehr.

"Was machen die Kreislaufwerte?"

"Puls 180, Sauerstoffsättigung 98 %", antwortet Florian. Ganz ok für die Situation.

Was können wir jetzt gerade noch für Ivan tun? Intubation? Ich habe Schiss, in Bauchlage zu versuchen, einen Beatmungsschlauch in die Luftröhre zu schieben. Geht mit Sicherheit daneben. Er atmet noch ausreichend, so dass erstmal diesbezüglich keine Not besteht. Mit Ketanest und Dormicum ist er auch erstmal gut versorgt, eine richtige Narkose vorerst nicht notwendig.

Ich entscheide mich erstmal, mit der Feuerwehr und dem THW die Bergung aus der Maschine zu besprechen. Die drei Sanis kümmern sich in der Zwischenzeit um Ivan, verabreichen unablässig Infusionen.

"Wie kriegen wir ihn daraus?", frage ich die beiden Chefs der anderen Retter.

"Ach Doktor, mach du dir da mal keinen Kopf drum. Du sagst uns, wann wir anfangen können und dann gehts los!" Das ist mal eine Ansage vom THW-Boss!

"Kann gleich losgehen. Wir legen nur noch schnell Stabilisierungsschienen für Ivans Arme und das Rettungsbrett bereit"

Fünf Minuten später wird es sehr laut. Metallisches Klappern und Motorrattern. Es tut fast in den Ohren weh. Ich weiß nicht, welches Gerät diesen Höllenkrach macht. Aber da, plötzlich bewegen sich die Walzen rückwärts. Ganz langsam geben sie Ivans Arme frei. Der bekommt davon keinen Mucks mit.

Wir ziehen Ivan gemeinsam mit einigen Feuerwehrmännern aus dem Schredder direkt auf die Trage. Arme und Hände sehen furchtbar aus. Gebrochene Knochen liegen frei zu Tage, Muskeln und Sehnen hängen in Fetzen herunter. Die Arme sind zermalmt. Wir verbinden sie notdürftig und montieren dann die Stabilisierungsschienen.

Mit der Hilfe der Jungs und Mädels von Feuerwehr und THW gelingt es uns, Ivan auf der Trage samt unserer Ausrüstung erst aus dem Trichter hinauszuziehen und ihn dann vom Steinschredder in den Rettungswagen zu transportieren.

Ivans Kreislaufwerte sind unverändert auf niedrigem Niveau stabil. Er hat jetzt schon drei Liter Infusionen erhalten. Im Rettungswagen versetze ich unseren Patienten dann vollends ins künstliche Koma.

Fünfunddreißig Minuten später können wir Ivan lebend im Schockraum der großen unfallchirurgischen Klinik abgeben. Auf der Rückfahrt zur Rettungswache ist es still im Auto. Frieda sagt nur einen einzigen Satz: "Diese Bilder vergessen wir nie!"

Recht hatte sie.

PS: Nach unserer Rettungsaktion wurde der Steinbruch von Mitarbeitern der Berufsgenossenschaft und der Kripo vorübergehend beschlagnahmt. Es wurden im Weiteren eklatante Sicherheitsmängel festgestellt.

PPS: Ivan hat den Unfall überlebt. Allerdings mit furchtbaren Folgen: der rechte Arm war nicht mehr zu retten und musste zwei Tage nach dem Unfall amputiert werden. Sein linker Arm konnte erhalten bleiben. Es zeigte sich jedoch, dass sämtliche Armnerven im Bereich der linken Achselhöhle durch den Schredder entweder abgerissen oder sehr schwer überdehnt wurden. So hatte er zwar noch den linken Arm, konnte ihn aber gar nicht gebrauchen. Vielleicht kann ihm moderne Prothetik mit elektrischen Pulsgebern heute helfen.

Flieg, Engel, flieg!

„TT, ich liebe dich. Egal ob Sankt Valentin oder Totensonntag."
TT lächelt mich an, dann fällt die Haustür hinter mir ins
Schloss.

Ich muss mich beeilen, es liegen noch gut hundert Kilometer
Autobahn vor mir. Vertretungsjob in Hessen. Meist ist es auf
dieser Wache total ruhig. Höchstens mal drei Einsätze in
vierundzwanzig Stunden.

So beginnt es auch heute. Bis zum Mittag tut sich gar nichts.
Gerade aber, als ich mich nach dem Essen mal für eine Stunde
ablegen will, piept es.

„Chirurgisch, weiblich, Arbeitsamt."

Hose an, Jacke an, nach wenigen Schritten sitze ich neben
Julian im Notarztauto.

„Weißt du, worum es geht?"

Julian schüttelt den Kopf. „Über Funk kam noch nix. Ich frage
mal nach."

Er drückt auf den Knopf der Freisprecheinrichtung. „Leitstelle
von 9350."

„Hier ist die Leitstelle."

„Könnt ihr uns was Näheres sagen?"

„Ist wohl eine Frau aus dem Fenster gesprungen. Sie sei

ansprechbar und würde atmen."

„Verstanden. Ende." Das Arbeitsamt ist nur wenige Minuten von unserer Wache entfernt, so dass wir bereits nach drei, vier Minuten zeitgleich mit dem Rettungswagen dort eintreffen.

An der Giebelseite des vierstöckigen Hauses tobt der Bär. Unzählige Menschen rennen umher, telefonieren, schreien. Der Grund ist Jella, vielleicht sechsundzwanzig, siebenundzwanzig Jahre alt. Eine dünne, zarte Frau mit langen blonden Haaren. Sie liegt auf dem Rücken, teils im Blumenbeet, teils auf dem gepflasterten Fußweg, wimmert vor Schmerzen. Glassplitter liegen in weitem Bogen herum verteilt. Die große Fensterscheibe über uns im zweiten Obergeschoss ist zerborsten. Sind sicher sechs Meter.

„Hallo, guten Tag, was ist passiert? Was tut Ihnen weh?"

„Mein Rücken!", bringt sie gerade so raus. Dann erstickt ihre Stimme im Schmerz.

„Bitte bewegen Sie sich nicht. Wir kümmern uns", versichere ich. „Erstmal so liegen lassen. Halskragen, Überwachungsmonitor, Zugang und Fentanyl. Dann sehen wir weiter!" Elvis nickt.

Jetzt läufts wie „geschnitten Brot". Die drei machen ihren Job großartig. So kann ich mich sofort daran machen, Jella von Kopf bis Fuß zu untersuchen. Am Hinterkopf finde ich eine Platzwunde, zirka zehn Zentimeter lang. Eine Knochenstufe kann ich nicht tasten. Jellas Pupillen sind ebenso unauffällig wie der Tastbefund ihres Brustkorbes und ihrer Arme. Die Lunge hört sich mit dem Stethoskop gut an. Ihr Bauch tut beim Betasten nicht weh und ist nicht gespannt. Ganz anders ihr Becken: Als ich ansetze, auf die Beckenschaufeln zu drücken, um die Stabilität zu checken, erwächst ihr Wimmern zu einem

Schrei.

„Auaaa! Mein Rücken so tut weh!"

„Versuchen Sie zu unterscheiden. Tut das Becken auch weh?"

„Mein Rücken!", schreit sie mich an.

Noch im Schnelldurchgang die Beine untersuchen: Beim Abtasten fällt mir nichts Schlimmes auf, scheinbar hat Jella keine Schmerzen in den Beinen.

„Tropf liegt und läuft." Elvis grinst zufrieden.

Julian verteilt auch gute Nachrichten. „Blutdruck 130/80, Puls 110, Sauerstoffsättigung 99 %."

„Mach dann mal Fenta fertig!"

Sandra hat in der Zwischenzeit der jungen Frau eine Sauerstoffmaske aufgesetzt und die Halskrause vorbereitet.

„Wir montieren Ihnen nun einen Halskragen. Nicht erschrecken!"

Vorsichtig greife ich von oben mit beiden Händen an Jellas Wangen und ihren Unterkiefer. Dann ziehe ich sachte am Kopf, so dass die Halswirbelsäule gestreckt wird. Blitzschnell ist das starre Plastikding dann von den Sanis an Jellas Hals fixiert. Eine reine Vorsichtsmaßnahme für den Fall, dass die obere Wirbelsäule etwas abbekommen hat.

„Sie bekommen nun ein starkes Schmerzmittel. Kann sein, dass es Ihnen etwas komisch im Kopf wird."

„100 Fentanyl?", fragt mich Julian.

„Mach ruhig gleich 150, drei Milliliter."

Julian spritzt das Medikament in Jellas Adern. Nach zwei Minuten wird sie ruhiger und hört schließlich auf zu wimmern.

„Isses besser mit den Schmerzen?" Sie nickt.

„Bitte bewegen Sie Ihr rechtes Bein!"

„Ich kann nicht. Dann tut mein Rücken bestimmt wieder weh."

„Nur einmal kurz zeigen, dass es funktioniert!"

Jella kneift die Augen zusammen und beißt auf ihre Zähne. Dann strengt sie sich richtig an. Nix passiert.

„Bitte versuchen Sie es noch einmal!"

„Ich strenge mich doch an. Es klappt nicht. Das Bein gehorcht mir nicht!"

Ich streiche ihr über das Bein. „Spüren Sie das?"

„Was?"

„Die Berührung."

„Ich habe nichts gemerkt."

Dann kneife ich Jella kräftig in die rechte Wade. Auch das lässt sie unbeeindruckt. „Nichts gemerkt?"

„Nein!"

Die Untersuchung des linken Beines zeigt uns die gleiche

Lähmung. Passt gut zu den höllischen Rückenschmerzen – Wirbelkörperbruch an der Lendenwirbelsäule.

„Bestell den Hubschrauber und ein Bett in der Uniklinik!", weise ich Julian an. Zu Jella: „Wir nehmen Sie jetzt auf unsere Trage. Dazu legen wir Sie erst auf eine Matte. Das tut vielleicht nochmal weh."

Sandra und Elvis haben die Matte schon vorbereitet. Vor dem Umlagern spritze ich Jella nochmal 100 Mikrogramm des Schmerzmittels.

„Hubschrauber kommt in 15 Minuten!"

„Bitte machen Sie sich jetzt ganz steif. Spannen Sie alle Muskeln an!" Auf mein Kommando drehen wir Jella auf die linke Körperhälfte. Sie stöhnt dabei dank Fentanyl nur kurz auf. Die Jungs schieben ihr nun ganz vorsichtig die Vakuummatte unter. Dann drehen wir Jella zurück auf den Rücken und sie liegt mittig auf der Unterlage. Noch schnell das Ganze an Jellas Körper anmodellieren, dann brummt die Vakuumpumpe und saugt die Luft aus der Matte, so dass sie knüppelhart wird. Unsere Patientin liegt nun komplett stabil. Die Wirbelsäule kann sich nicht mehr verschieben.

Gemeinsam mit einigen Umherstehenden tragen wir Jella in den Rettungswagen. Dann fahren wir zu einem nahegelegenen Sportplatz, wo der Rettungshubschrauber gut landen kann.

Fünfundzwanzig Minuten später ist Jella in der unfallchirurgischen Klinik der Universität.

PS: Jella hat sich bei dem Fenstersturz einen Serienbruch der Lendenwirbelsäule zugezogen. Vier von fünf Lendenwirbeln waren verletzt. Die Nerven für Motorik und Gefühl der Beine wurden dabei gequetscht. Weitere schwere Verletzungen hatte sie nicht. Dank der Notfalloperation und der anschließenden fast einjährigen Rehabilitation kann sie heute wieder normal laufen.

PPS: Zur Unfallursache. Es gab im Arbeitsamt einen Streit darüber, wer denn als nächstes beim Arbeitsvermittler an der Reihe wäre. Jella hätte sich angeblich vorgedrängelt. Als der Zwist im Weiteren eskalierte, wurde die zarte Jella von ihrer körperlich weit überlegenen Kontrahentin kurzerhand gepackt und durch das geschlossene Fenster geworfen.

Die rabiate Dame wurde später wegen versuchten Totschlags verurteilt.

Hit me with your Rhythm Stick!

Sommer in den Schweizer Alpen. Dicke Wolken hängen seit Tagen im Tal fest. Die Sonne hat keine Chance. Grau, nass, kalt. Als es um vierzehn Uhr piept, bin ich erleichtert, dass wir keinen verunfallten Bergwanderer suchen müssen. Die Leitstelle schickt uns stattdessen mit dem Stichwort „Bewusstseinsstörung" ins Seniorenheim im Nachbarort. Stefan beißt noch einmal in sein Brötchen, dann steigen wir beide in das Notarztauto. Nach zehn Minuten und einmal Serpentinen rauf und einmal Serpentinen wieder runter parken wir vor der „Seniorenresidenz Eiger".

Als wir das Zimmer im Altenheim betreten, schaut mich Erika mit großen Augen und blauen Lippen an.

„Guten Tag, ich bin vom Rettungsdienst, seit wann haben Sie Beschwerden?"

„Frau Lüthi geht es seit dem Mittag immer schlechter", nimmt eine Pflegerin der Patientin die Antwort vorweg.

„Können Sie mich hören?" Erika nickt.

"Haben Sie Schmerzen?" Sie schüttelt den Kopf mit letzter Anstrengung.

„Blutdruck, EKG, Tropf, Sauerstoff, Zucker!" Stefan nickt mir zu. Die beiden Sanis vom Rettungswagen und er machen ihre Rucksäcke auf und beginnen mit den ersten wichtigen Maßnahmen.

Ich versuche den Puls zu tasten. Das gelingt mir zunächst

nicht. Dann, nach ewigem Suchen, doch noch: Puls, Pause, Pause, Pause, Puls, Pause, Pause, Puls ... Total langsam. So zeigt es jetzt auch das EKG. Erikas Herz schlägt nur dreiunddreißigmal pro Minute. Normal wäre mehr als sechzigmal.

„Druck mal das EKG aus!" Noch ein schneller Blick in Erikas Augen. Die Pupillen sind normal, erst mal kein Anhalt für ein Problem im Kopf.

„Tropf liegt!", sagt mir Kari und dann eine kurze Sekunde später: „Zucker 140." Das ist normal und kein Grund für Erikas Zustand.

„Der Sauerstoffgehalt im Blut ist nicht messbar!" Kein Wunder, wenn kaum noch Puls da ist, kann das Messgerät nichts messen. Das EKG zeigt mittlerweile nur noch siebenundzwanzig Herzschläge pro Minute an. Erika verdreht die Augen.

„Hallo! Erika! Augen auf! Hierbleiben!" spreche ich sie laut an. Nichts. Auch als ich ihr mit den Fingerknöcheln meiner Faust übers Brustbein rubbele, wehrt sie sich nicht. Mit dem "Trick" kann man sonst fast auch Tote erwecken. Sie ist bewusstlos. Scheiße, nicht sterben! Langsam werden alle Beteiligten unruhig.

„Beatmungsbeutel!" Vreni reicht mir den Beutel. Schnell habe ich Erikas Kopf überstreckt, die Maske über Nase und Mund platziert und unterstütze nun ihre eigene Restatmung. Stefan zeigt mir den Papierstreifen mit der Herzstromkurve: die Herzaktionen sehen ganz normal aus, aber es sind viel zu wenige Herzaktionen. Der Taktgeber in Erikas Herz versagt anscheinend seinen regulären Dienst.

Normalerweise liefern bestimmte Zellen im Herzen (Sinusknoten

= natürlicher Schrittmacher) regelmäßige Stromimpulse, die dazu führen, dass sich die Herzmuskelzellen zusammenziehen und so das Blut in den Kreislauf pumpen.

Hoffentlich gelingt es uns, diese Zellen mit Medikamenten wieder anzutreiben. „Atropin!"

Vreni reicht mir kurze Zeit später die verlangte Spritze und übernimmt dann den Beatmungsbeutel. Ich spritze Erika ein halbes Milligramm. Damit sollte der Taktgeber wieder in Wallung kommen. Gebannt schauen wir auf das EKG. Die Herzfrequenz fällt weiter. Nur noch fünfundzwanzig Herzschläge pro Minute. Mist. Das wäre der einfachste Weg gewesen. „Adrenalin, verdünnt auf 1 zu 1.000.000."

Stefan greift schnell die entsprechende Ampulle und verdünnt das Stresshormon, so dass in jedem Milliliter in der Spritze nun ein Millionstelgramm der Substanz ist. Die Herzfrequenz fällt weiter. Jetzt dreiundzwanzig Schläge pro Minute.
Erika bekommt sofort von mir eine komplette Spritze der Verdünnung in ihre Ader. Wieder gespanntes Blicken auf das EKG. Dreiundzwanzig Schläge pro Minute. Es bleibt dabei. Nochmal eine volle Spritze. Kein Erfolg. Und nochmal. Nur noch zwanzig Schläge pro Minute.

Nochmal eine komplette Spritze. Das Herz wird dennoch immer langsamer. "Erika, bleib bei uns!"

Gleich müssen wir Herzdruckmassage leisten. Erikas eigener Taktgeber ist offenbar so kaputt, dass er selbst auf Medikamente nicht mehr anspricht. „Schrittmacher!"

Kari hat in Windeseile zwei große Klebeelektroden parat, die wir nun gemeinsam auf Erikas Brustkorb fixieren. Eine vorne links über dem Herz, eine links hinten unter dem Schulterblatt. Erika ist tief bewusstlos, so dass wir zunächst ohne Narkose ihr

Herz von außen durch die Haut mit rhythmischen Stromschlägen zum Pumpen bringen wollen. Ich greife zum EKG und stelle die Schrittmacherfunktion an.

Unser EKG-Gerät soll nun die Funktion des Sinusknotens übernehmen, sozusagen ein "äußerer Schrittmacher".

Schnell die gewünschte Herzfrequenz wählen. Sechzig Reize pro Minute, also sechzig Stromschläge pro Minute. Dazu noch die Stromstärke der einzelnen Impulse einstellen. Die Stromstärke muss so gewählt werden, dass jedem Reiz eine Herzaktion folgt. Ich beginne mit zehn Milliampere. Nix. Das Herz zuckt nicht. Langsam tasten wir uns in Zehnerschritten vor. Zwanzig Milliampere. Die Brustmuskulatur krampft sich nun mit jedem Reiz zusammen. Aber auf dem EKG: Nix. Dann dreißig und vierzig. Nix. Fünfzig Milliampere. Immer noch keine Herzaktion. Der ganze Oberkörper schüttelt sich, aber wir sehen immer noch kein normales EKG-Signal. Bei siebzig Milliampere endlich Herzaktionen auf dem EKG. Und auch der Puls ist wieder tastbar.

„Narkose!" Kari und Stefan bereiten alles vor. Ich spritze Erika, als alles parat ist, verschiedene Medikamente, die sie in ein künstliches Koma versetzen. Wäre unkomfortabel, mit sechzig Stromschlägen in der Minute wach zu werden. Zusätzlich legen wir noch einen Beatmungsschlauch und überlassen die weitere Beatmung dann unserer Maschine. Mit vereinten Kräften schaffen wir unsere Patientin in den Rettungswagen.

Mit Blaulicht geht es dann direkt vom Altenheim in den OP, wo ein Kardiologe Erika dann einen „inneren" Herzschrittmacher implantiert, der bis zu ihrem Lebensende die Funktion des eigenen Taktgebers ersetzt.

PS: Erika konnte die Klinik nach wenigen Tagen mit normalem Herzrhythmus wieder verlassen.

Veilchenduft

2001. Erich war früher Modelleisenbahner. Heute ist er Trinker.

Um vierzehn Uhr piept es und die Rettungsleitstelle schickt uns in den Nachbarlandkreis in die Karlstraße fünfzehn. „Bewusstseinsstörung, männlich, 51.“

Nach achtzehn Minuten Blaulichtfahrt durch Schwaben erreichen wir unser Ziel. Der Rettungswagen ist längst vor uns eingetroffen. Isi nimmt die Mappe mit den Notarztprotokollen und ich mein blaues „Handtäschchen“, den kleinen Koffer mit den Notarztmedikamenten.

Erich wohnt in der dritten Etage des Mehrfamilienhauses. Maria, eine der beiden Sanis vom Rettungswagen, macht uns die Tür auf. In der Wohnung sieht es grausam aus: unzählige leere Schnapsflaschen, schimmlige Essensreste, Müll und Spinnweben, wohin das Auge schaut. Unvorstellbar, wie hier ein Mensch leben kann. Einzig das kleine Zimmer rechts neben dem Eingang ist nicht verwüstet. Die riesengroße, von dünnem Staub überzogene Modelleisenbahn erzählt von besseren Zeiten.

Erich liegt mitten im schmalen, spärlich beleuchteten Flur unter einer wärmenden Silberfolie. Das feine Zittern des ganzen Körpers wechselt urplötzlich zu einem nur Sekunden dauernden Krampfanfall.

„Wir haben ihn aus der Badewanne gezogen. Da hat er wohl seit gestern Abend nackt im kalten Badewasser gesessen. Die ganze Haut ist total aufgeweicht. Als wir kamen, hat er gerade diesen Haushaltsreiniger getrunken“, berichtet Maria und zeigt mir eine Flasche Universalreiniger Typ „Veilchenfrische". Die ganze Wohnung riecht danach.

„Habt ihr schon die Kreislaufwerte?"

„Soweit stabil. Blutdruck 90 zu 50, Puls 100, Sauerstoffsättigung 91 %."

„Er ist komplett ausgekühlt", ergänzt Olli, der zweite Sani. „31 Grad im Ohr."

„Hallo, können Sie mich hören? Haben Sie Schmerzen?"

Keine Antwort. Erichs Augen sind geschlossen. Ich rüttele ihn. Nix. Nur Kältezittern.

„Isi, ruf bei der Giftnotrufzentrale in Tübingen an!"

Sie nimmt sich die Plastikflasche und greift zu ihrem Handy.

„Tropf liegt schon? Blutzucker bestimmt?"

Olli grinst.

„Logo, Tropf mit warmer Infusion läuft. Zucker war 88."

Ich grinse zurück. Er beherrscht seinen Job und weiß das auch. Es gibt nichts Besseres als Sanis, die ihren Job gut machen.

Es klingelt. Eine ältere Frau steht vor der Tür und stellt sich als Erichs Schwester vor. Mit aufgeregter Stimme erzählt sie mir, dass sie am Vortag im Glauben, ihrem Bruder zu helfen, sämtliche Schnapsvorräte der Wohnung weggeschmissen hat.

„Danke für den wertvollen Hinweis!"

Bei plötzlichem Alkoholentzug von chronischen Alkoholikern, wie in diesem Fall, erleiden die Patienten häufig epileptische Anfälle, sogenannte Entzugskrämpfe. Außerdem kommt es fast regelmäßig zum Delirium, einer teilweise lebensbedrohlichen Verwirrtheit. Wie hier wohl auch mit dem Trinken des Haushaltsreinigers. Die Wahrnehmungsstörung kann allerdings auch aus dem Zusammenhang mit der Unterkühlung resultieren.

Was sagt das EKG? Offenbar ein normaler Herzrhythmus. Danach gucke ich in Erichs Augen. Auch nichts Auffälliges.

„Gib mir mal die Taschenlampe, ich möchte in den Mund sehen!" Maria gibt mir ihre Untersuchungslampe, so dass ich vernünftiges Licht habe. Mundgeruch hat Erich jedenfalls nicht, als ich mich nah über ihn beuge, um seinen Rachen auf Verletzungen zu untersuchen. Es riecht stattdessen penetrant nach „Veilchenfrische". Die Mundhöhle ist auch im Licht betrachtet unauffällig. Keine Geschwüre, keine Blutungen, keine Schwellungen. Ein paar Zähne zu wenig.

Mindestens aber drei Hauptprobleme bleiben: die schwere Unterkühlung, Erichs Krampfanfälle und das Verschlucken einer möglicherweise giftigen Flüssigkeit. Dazu die insgesamt wohl reduzierte körperliche Verfassung nach langer Alkoholsucht.

Ich überlege eine Sekunde, was wir nun als erstes tun müssen. Alte Regel: „Treat first what kills first". Da hilft mir Erich schon selbst auf die Sprünge. Ein schlimmer epileptischer Anfall lässt ihn erneut erbeben. Und er hört gar nicht auf. Dazu ein erbärmliches Grunzen und weißer Schaum vorm Mund.

„Dormicum!"

Olli macht rasch mein „Handtäschchen" auf und gibt mir kurze Zeit später die Spritze mit dem Beruhigungsmittel. Maria hält mit aller Kraft den Arm mit dem Tropf ruhig, so dass ich die Spritze aufsetzen kann. Nach drei Milligramm und einer Minute Wartezeit lässt das Zucken endlich nach und Erich liegt ruhig da.

„Der Haushaltsreiniger ist nicht schlimm. Ist auf Seifenbasis hergestellt. Benötigt keine spezielle Therapie. In der Klinik dann etwas zum Entschäumen."

„Danke, Isi. Wie kriegen wir Erich hier raus? Wir dürfen ihn möglichst nicht bewegen!"

Die Bergung von Unterkühlten ist eine gewisse Herausforderung. Es muss dringend vermieden werden, dass das kalte Blut aus Armen und Beinen abrupt in den zentralen Kreislauf zurück gelangt. Lebensbedrohliche Herzrhythmusstörungen könnten die Folge sein.

„Feuerwehr und Drehleiter und ab durchs Fenster!"

„Mach das mit der Rettungsleitstelle klar!"

Maria holt die Trage aus dem RTW und wir warten, bis die Jungs von der Feuerwehr da sind. Mit vereinten Kräften können wir unseren Patienten am schonendsten umlagern. In der Zwischenzeit legen wir warme Infusionen auf Erichs Schlagadern am Hals und in der Leiste. So kriegen wir ihn hoffentlich auch noch etwas aufgewärmt.

Nach gut zehn Minuten ist die Feuerwehr da. Isi und ich besprechen kurz mit deren Einsatzleiter unseren Plan. Zu fünft stellen wir uns jetzt breitbeinig über Erich und heben ihn behutsam wenige Zentimeter hoch, so dass Olli von den Füßen her die Trage unter Erich bis zu dessen Kopf vorschieben kann. Dann legen wir ihn genau auf die Mitte der Trage. Vier starke Jungs von der Feuerwehr transportieren ihn dann vor das

Wohnzimmerfenster. Mit der Drehleiter geht es für Erich nun drei Stockwerke hinunter und in den Rettungswagen. Mit dreiunddreißig Grad Körpertemperatur liefern wir ihn fünfzehn Minuten später in der Klinik ab.

Als wir wieder zur Rettungswache fahren, kann ich mir nicht verkneifen: "Isi, Du riechst lecker. So frisch."

PS: Nach sechsundneunzig Stunden auf der Intensivstation und einem schweren Alkoholentzug kann Erich die Klinik nach zirka zwei Wochen verlassen.

PPS: Die Stationsschwester hat mir später erzählt, dass sich Erich mit folgenden Worten von ihr verabschiedet hat: „Alle Tage sind gleich lang, aber unterschiedlich breit."

Anka, die Wanderhebamme

Spätsommer 1998. Ich untersuche gerade einen Patienten in der chirurgischen Ambulanz, als der Pieper in meinem Kittel Alarm schlägt:

„21-48."

In den neunziger Jahren waren Klartextmeldungen auf dem Pieper noch die Ausnahme. Vielmehr wurde der Einsatzgrund mittels Ziffern gesendet, die man dann anhand einer Liste übersetzen konnte. „21" war klar, hatte das Notarztauto immer vorweg. Das bedeutete „mit Sondersignal", also Alarmfahrt mit Blaulicht und Martinshorn. Im Gegensatz dazu die „11", mit der ein normaler Krankentransport angekündigt wurde. Die nächsten zwei Ziffern lese ich heute zum ersten Mal. War sonst fast immer irgendwas mit einer „1" oder „2" vorweg, also Herz- oder Hirnprobleme. Aber „48"?

Ich ziehe meinen Kittel aus, Notarztjacke an und dann runter zum Krankenhauseingang, wo Gerd im rotweißen Passat auf mich wartet.

„Was ist 48?", frage ich ihn beim Einsteigen.

„Keine Ahnung. Schau mal auf die Liste im Handschuhfach."

Ich blättere durch den Ordner. Am Anfang der Liste stehen die häufigen Alarmgründe: Herzinfarkt, Schlaganfall und hoher Blutdruck. Und dann, ich traue meinen Augen nicht, es muss ein Tippfehler sein: „Hausgeburt". Bäm!

„Geburt", sage ich zu Gerd und im gleichen Atemzug: „Scheiße!"

Hastig krame ich meinen „Notarztleitfaden" aus der Tasche. Das schlaue Buch wird mir helfen. Welche Medikamente benutze ich zum Wehen bremsen, falls noch genügend Zeit bis zur Klinik wäre? Welche Medis gibt man bei zu schwachen Wehen? Wie geht nochmal der Dammgriff? Wann muss ich einen Dammschnitt machen? Wie muss ich abnabeln? Wie bestimme ich den Apgar-Wert? Was, wenn das Baby nicht atmet? Tausend Fragen rasen durch meinen Kopf. Ich habe richtig Schiss, das darf nicht in die Hose gehen. Die Buchstaben flimmern nur so vor meinen Augen, kann nicht lesen, mir schon gar nichts merken.

„Was die Natur nicht macht, dass machst du auch nicht", will mich Gerd beruhigen. „Ich habe zwei Kinder, du hast gerade deinen ersten Sohn bekommen. Zusammen werden wir auch dieses Kind schaukeln", grinst er mich hämisch an.

Nach zirka zehn Minuten Blaulichtfahrt sind wir bei Maria. Ihre Wohnung im Mehrfamilienhaus ist nur spärlich beleuchtet, die Vorhänge vor den Fenstern zugezogen. Maria liegt rechts im breiten Ehebett, neben ihr steht eine vielleicht dreißigjährige Frau, die unserer Patientin ruhige Ansagen macht.

„Atme in den Bauch." – „Bald hast Du es geschafft." – „Wenn die Wehe kommt, dann mitpressen."

„Gottseidank. Die Hebamme ist da", denke ich bei mir und stelle mich kurz vor.

„Seit wann haben Sie Wehen? Und in welchem Rhythmus kommen sie? Ist die Fruchtblase schon geplatzt? Welche Schwangerschaftswoche?"

„Ich bin in der vierunddreißigsten Woche. Hat alles vor zirka zwanzig Minuten begonnen, jetzt sind die Wehen alle zwei bis drei Minuten. Die Fruchtblase ist gleich am Anfang geplatzt. Ist jetzt alles hier im Bett."

Gerade als ich nach dem Mutterpass fragen will, von dem ich mir weitere Informationen zum Schwangerschaftsverlauf erhoffe, schreit Maria auf. Eine Wehe durchstößt ihren Unterleib. Schweiß steht ihr auf der Stirn.

„Drück kräftig in den Bauch!", feuert die junge Frau Maria an. Nach zirka fünfundvierzig Sekunden ist wieder Ruhe.

„Darf ich mal schauen, ob schon was vom Kind zu sehen ist?"

Maria schiebt die Bettdecke beiseite. Breitbeinig liegt sie vor mir. Unter sich das Laken durchtränkt vom Fruchtwasser. Auf den ersten Blick sehen ihre Schamlippen komisch aus. Irgendwie zu viele. Normalerweise gibt es vier: je Seite eine große und eine kleine. Im halbdunklen Schlafzimmer erkenne ich mindestens sechs.

„Gerd, leuchte mal mit Deiner Taschenlampe."

Im Lichtkegel der Leuchte löst sich das Rätsel. Was ich sehe, sind nicht alles Schamlippen. Zwischen ihnen ist bereits die zusammengedrückte Kopfhaut des Kindes zu sehen. Violett, wie auch die Schamlippen. Für einen Transport in die Klinik ist es demnach zu spät.

„Sie werden ihr Kind hier zu Hause bekommen. Die Fahrt in die Klinik wäre jetzt zu risikoreich. Machen Sie sich keine Sorgen. Es wird alles gut", versuche ich Maria zu beruhigen. UND MICH!

„Ruf die Leitstelle an und bestell einen Baby-Rettungswagen mit Kinderarzt", bitte ich einen der inzwischen eingetroffenen Sanis vom „normalen" RTW.

„Und Gerd, mach das Entbindungsset fertig!"

„Aaah!" Die nächste Wehe durchzuckt Maria. Ich sitze hilflos vor ihr. Als die Wehe vorüber ist, schaue ich erneut nach dem Kind. Nichts verändert.

„Wo ist denn Ihre Hebamme jetzt plötzlich hin?", frage ich die werdende Mutter.

„Welche Hebamme?"

„Na, die junge Frau, die gerade noch hier war."

„Das war keine Hebamme. Das war meine Freundin Anka."

Meine anfängliche Beruhigung ist wieder schlagartig weg. Ich muss rasch klar werden. Ok, nochmal kurz erinnern: mein erster Sohn ist gerade erst vor zwei Monaten geboren worden. Ich war dabei und erinnere mich an einiges, was damals Hebamme und Frauenärztin im Kreißsaal machten.

„Aaah!"

Schon wieder eine Wehe. Marias Gesicht ist schmerzverzerrt. Der Kopf des Babys klemmt scheinbar zwischen den Schamlippen. Ich versuche mit meinem Zeigefinger den Geburtsweg zu erweitern und ziehe die Schamlippen kräftig nach außen. Da tut sich nichts. Das Gewebe ist total straff. Keine Chance!

„Willste schneiden?", fragt mich Gerd. Ich nicke. Das hat die Ärztin in der Klinik vor zwei Monaten auch gemacht. Bloß wie nochmal? Aus dem Notarztkurs erinnere ich mich daran auf jeden Fall schräg zu schneiden zu müssen und niemals in Richtung des Afters. Dabei könnte der Schließmuskel verletzt werden.

Gerd gibt mir diese grobe Schere, die an eine Geflügelschere erinnert. Vorsichtig versuche ich, ein Scherenblatt zwischen Babykopf und rechtsseitige Scham zu schieben. Als ich gerade ansetze, beginnt die nächste Wehe. Ein langsamer Krampf der Gebärmutter steigert sich weiter und weiter und endet in Marias erneutem Schrei: „Aaah!"

Als wieder Ruhe ist, mache ich den nächsten Versuch. Vorsichtig gleitet das Scherenblatt nun Millimeter um Millimeter voran.

„Es tut jetzt mal kurz weh!"

Ratsch. Mit ganzer Kraft habe ich die Schere zusammengedrückt. Die Spannung des Geburtsweges ist schlagartig weg. Der Schmerzschrei wird nahtlos vom Schrei in der nächsten Wehe abgelöst. Maria tut mir leid.

Diese Wehe hat jetzt aber den ganzen kindlichen Kopf herausbefördert. Blitzeblau. Der Hals steckt fest. Maria ist fix und fertig. Klatschnass liegt sie in den Kissen. Bitte, bitte lieber Gott, lass das gut ausgehen!

„Noch ein, zwei kräftige Wehen, dann haben Sie es geschafft!"

Ich versuche noch einmal, den Geburtsweg mit meinen Fingern aufzuweiten. Das gelingt wieder nicht. Stattdessen kommt die nächste Wehe.

„Gerd, drück vom Brustkorb her auf den Bauch. In Richtung der Füße!" So sollte ich das im Mai auch machen, kann hier ja wohl nicht schaden.

„Pressen Sie mit aller Kraft!"

„Ich kann nicht mehr", wimmert Maria durch den Wehenschmerz hindurch.

„Gleich geschafft! Versuchen Sie es!"

Maria hat die Augen zusammengekniffen und beißt sich auf die Unterlippe. Die erste Schulter des Kindes kann ich nun ergreifen. Aus Angst, etwas kaputt zu machen ziehe ich nur zaghaft und rutsche ständig mit den glatten Gummihandschuhen ab. Dann gelingt es doch noch, mit mutigerem Griff die komplette Schulter nach außen zu ziehen. Kurze Wehenpause. Der Kopf des Kindes wird immer dunkler. Maria ist komplett fertig.

„Mit der nächsten Wehe holen wir Ihr Kind!"

Gerd hat ein steriles Tuch, das Absauggerät, sowie das Abnabelset bereitgelegt. Meine Hände zittern.

„Bald sind Sie erlöst!"

„Uuuaaah!" Maria bäumt sich auf.

"Gerd! Drück!"

Mir gelingt es mit Gerds Unterstützung, in dieser Wehe den kleinen Menschen komplett aus Maria herauszuholen. Die Nabelschnur ist einmal komplett um den Hals geschlungen. Wie im Krankenhaus bei meinem Sohn befreie ich das Kind sofort von der würgenden Nabelschnur, halte den kleinen Jungen dann kopfüber in die Luft und klopfe sanft auf seinen Rücken.

Da kommt ein erstes zartes Krächzen, dann ein Husten. Er atmet!

Schnell wechselt nun die Gesichtsfarbe von dunkellila zu rosig. Die eigene Atmung ist zum Glück ausreichend.

„Schreib die Uhrzeit der Geburt auf", bitte ich den anderen Sani, während Gerd das Neugeborene vorsichtig mit dem Tuch abrubbelt.

Nun schnell das verbliebene Fruchtwasser mit dem Spezialgerät aus Mund und Nase saugen, damit das Atmen weiter problemlos geht. Endlich kann ich den Kleinen, noch an seiner Nabelschnur fest, auf den warmen Bauch seiner Mutter legen. Das Wichtigste ist geschafft! Ich bin total alle. Maria auch. Wir lächeln uns an.

Jetzt ist es entspannter. Das Kind hängt nur noch an der Nabelschnur. Ich erinnere mich vom Notarztkurs daran, dass beim Abnabeln ein langes Stück Nabelschnur am Säugling verbleiben soll. So setze ich eine Klemme gut zehn Zentimeter vom Kind entfernt, die zweite fünf Zentimeter weiter.

Dazwischen schneidet Gerd die Nabelschnur durch. Der langjährige Rettungshaudegen hat dabei feuchte Augen. Jetzt grinse ich ihn an.

Nach weiteren fünf Minuten trifft endlich der Baby-Notarzt aus der fünfundzwanzig Kilometer entfernten Kinderklinik ein. Ich berichte ihm, was bisher geschah. Er redet kurz mit Maria und nimmt sich dann des kleinen Jungen an, der nun per Baby-RTW im mobilen Brutkasten in die Kinderklinik gebracht wird.

Wir versorgen Maria und nehmen sie dann ebenfalls mit ins Krankenhaus. Auf der Fahrt dahin wird der Mutterkuchen geboren.

PS: Wochen später erhielt ich eine Dankeskarte in die Klinik. „Uns geht es allen sehr gut! Der kleine Jonas-Christoph bedankt sich herzlich bei Ihnen." Als ich fertiggelesen habe, kriege ich eine Gänsehaut und danke meinem Schutzengel.

Liebeskummer

Nina liebt Rainer noch immer. Und das, obwohl er sich regelmäßig von anderen Frauen anfassen ließ.

Sie steht gedankenverloren an die geöffnete Balkontür gelehnt und atmet die frische Herbstluft tief in ihre Lungen. Dann geht sie zurück in ihr kleines Zimmer und küsst Rainer. Plötzlich dreht sie sich um, zwei, drei schnelle Schritte, und springt aus dem ersten Obergeschoss in die Tiefe.

Klatsch, liegt sie auf dem gepflasterten Gehweg der psychiatrischen Klinik.

Heide weiß von alledem nichts. Sie hat sich bereits umgezogen. Im hellgrünen Dirndl sieht sie völlig ungewohnt aus. Ihre weibliche Anatomie kämpft einen aussichtsreichen Kampf gegen das baumwollene Trachtenmieder. Sie schaut alle paar Minuten nervös auf die Uhr. Heute ist Spaß angesagt. Oktoberfest im Nachbarort. Mit einem Kollegen hat sie vereinbart, dass er ihren Dienst eine Stunde früher übernimmt.

Da piept es. „Weiblich, chirurgisch, psychiatrische Klinik."

„Scheiße! Immer, wenn man was vorhat, kommt garantiert ein Einsatz kurz vor Feierabend!" Dann steht sie auf, rennt zur Umkleide und sitzt kurze Zeit später in gewohntem Rot-Weiß neben mir auf dem Fahrersitz das Notarztautos. Blaulicht und Martinshorn an. Und los.

Zwölf Minuten später sind wir bei Nina. Sie liegt auf dem Rücken, ihr Kopf in einer großen Blutlache. Neben ihr stehen ein Arzt und eine Krankenschwester der Klinik. Ninas rechter

Fuß steht in außergewöhnlicher Position: Neunzig Grad nach außen verdreht. Sie ist still.

„Wir können uns das alles nicht erklären. Sie war schon auf so einem guten Weg. Wir hatten sogar schon über die Entlassung nachgedacht. Und dann springt sie von diesem Balkon", berichtet der sichtlich angeschlagene Psychiater.

Ich schaue nach oben. Sind bestimmt drei, vier Meter bis zum Balkon.

„Hallo, können Sie mich hören?"

„Sagen Sie Rainer, dass ich ihn liebe. Viel, viel mehr als die ganzen anderen Schlampen." Nina will sich aufrichten.

„Ja, das sage ich ihm. Aber bitte bleiben Sie liegen. Wir kümmern uns jetzt erstmal um Sie. Dann erst um Rainer und die Schlampen. Was tut Ihnen weh?"

„Nichts."

„Wirklich nichts? Ihr Kopf? Ihr Fuß?"

„Nein. Nichts."

„Sie bekommt starke Psychopharmaka", beantwortet die anwesende Krankenschwester meine Verwunderung.

„Macht ihr Halskragen, Überwachungsmonitor und Tropf? Ich untersuche solange." Heide und die zwei Jungs vom ebenfalls alarmierten Rettungswagen fangen sofort mit ihrer Arbeit an.

„Ich möchte Sie jetzt von Kopf bis Fuß untersuchen. Können Sie sich an alles erinnern?"

Die große Platzwunde an Ninas Stirn kann Hinweis auf eine schlimmere Schädelverletzung sein.

„Ich bin gesprungen. Wollte mir das Leben nehmen. Ohne Rainer hat alles keinen Sinn. Er liebt jetzt eine andere."

„Waren Sie bewusstlos?"

Bevor Nina antworten kann, erzählt uns die Krankenschwester, dass sie den Sprung zufällig vom gegenüberliegenden Fenster beobachtet hat. Und nein, bewusstlos sei Nina wohl nicht gewesen, habe sich sofort nach dem Sturz bewegt.

Ich betaste vorsichtig Ninas Kopf. Das tut ihr nicht weh, und ich kann keine Knochenstufe am Schädel tasten. Mit der Taschenlampe ein schneller Blick in ihre braunen Augen. Die Pupillen reagieren sofort und werden enger, als der Lichtkegel hineintrifft. Wahrscheinlich also keine große Verletzung im Kopf.

Bewusstlosigkeit, Erbrechen und ein Filmriss geben genauso wie unterschiedlich weite Pupillen oder deren fehlende Reaktion auf Licht Hinweis auf mögliche schwerere innere Kopfverletzungen.

Heide hat den Halskragen vorbereitet. Bevor wir ihn unserer Patientin anlegen, fühle ich zart mit zwei Fingern entlang Ninas Halswirbelsäule. Mir fällt nichts Ungewöhnliches auf. Als Heide und ich mit der Montage fertig sind, gibt auch schon unser Überwachungsmonitor ein gleichmäßiges „piep, piep, piep ..." von sich. Puls, Blutdruck und Sauerstoff im Blut sind komplett in Ordnung. Werner macht sich nun daran, den Tropf zu legen.

Mein Bodycheck geht weiter: Arme, Schultern, Brustkorb. Alles unverletzt. Die Lunge hört sich mit Stethoskop normal an. Ninas Bauch tut beim Betasten nicht weh und ist auch nicht sonderlich gespannt. Dann drücke ich auf die Beckenschaufeln.

Nina zuckt, obwohl ich nicht das Gefühl habe, dass die beiden Knochen auseinanderweichen.

„Tut Ihnen das weh?"

„Nein, ich bin kitzelig!"

Noch rasch die Beine untersuchen. Das rechte Sprunggelenk ist bereits auf den ersten Blick sicher kaputt. Sonst aber offenbar alles ok.

„Der Tropf liegt."

„Danke. Jetzt bitte Vakuummatte und Unterschenkelschiene."

Heide und Werner gehen zum Rettungswagen. Als die beiden zurück sind, bitte ich Heide, mir noch schnell eine Spritze mit Fentanyl fertig zu machen.

„Ich gebe Ihnen jetzt ein starkes Schmerzmittel. Kann sein, dass Ihnen etwas schwindelig wird. Wenn es wirkt, dann versuche ich, Ihren Fuß wieder gerade zu richten!"

„Mir tut nichts weh!"

Eine Minute, nachdem ich das Medikament in Ninas Ader gespritzt habe, fixiert Werner den rechten Unterschenkel der Patientin fest mit beiden Händen. Ein kurzer Ruck von mir am Fuß und ein leises anschließendes Knirschen, dann ist der Fuß wieder einigermaßen gerade. Nina lässt das alles unbeeindruckt.

„Macht die Vakuumschiene dran. Ich halte den Fuß solange in dieser Position." Behände legen die Sanis die Schiene an, saugen die Luft raus, dann sind Unterschenkel und Fuß bombenfest wie in einem Gips versorgt. Gemeinsam legen wir unsere Patientin behutsam auf die Vakuummatte und modellieren sie passgenau an Ninas Körper an. So ist nun auch die Wirbelsäule stabilisiert, eventuelle Brüche können sich während des Transportes nicht verschieben.

Mit Blaulicht fahren wir in die Klinik, in der ich gerade meine Ausbildung zum Unfallchirurgen abgeschlossen habe. Nach einer kurzen Übergabe an den diensthabenden Kollegen geht es zurück zur Wache. Und Heide startet nun endlich in Richtung Oktoberfest.

Und? Du fragst dich, was daran besonders ist? Bitte sehr: Am nächsten Morgen sitze ich in der Frühbesprechung aller Chirurgen, in der auch sämtliche Röntgenbilder des Vortages gezeigt und erläutert werden. Nina wurde nach ihrer Einlieferung von Kopf bis Fuß geröntgt. Klar, das Sprunggelenk war gebrochen. Diese Bilder überraschen nicht. Die Aufnahme ihres Beckens wird den Anwesenden vom Radiologen aber mit einem Schmunzeln präsentiert. Zusammen mit dem Hinweis, dass Nina noch bei den Gynäkologen vorgestellt wurde. Die Frauenärzte haben im Anschluss an die operative Versorgung der Sprunggelenksfraktur aufgrund des Röntgenbildes eine vaginale Untersuchung vorgenommen. In der Scheide steckten ein Motorola-Handy, sowie ein Abschiedsbrief an Rainer. Papier sieht man nicht im Röntgenbild.

PS: Rainer war Ninas Teddybär, der von einigen Krankenschwestern hin und wieder in den Arm genommen wurde.

188

Rohrbruch

Süddeutschland, Herbst 2015. Draußen ist es nasskalt und grau. Wir sind froh in der warmen Rettungswache zu sitzen. Die Glotze ist an und es läuft, wie in vielen Wachen, eine Dokusoap über sich streitende Familien. Hohe Absätze, kurze Hauptsätze. Hartz-Vier-TV eben.

Sina fährt heute das Notarztauto. Sie ist eine außergewöhnliche Sanitäterin: Macht das hier nur als Nebenjob, studiert und schreibt lieber Bücher, anstatt RTL II zu schauen. Sie lebt mit ihrem wuscheligen Hund in einem umgebauten Bauwagen in einer bunten Kolonie am Stadtrand. Wir beide sind fast erleichtert, als es gegen sechzehn Uhr piept und wir keine sich anschreienden Mütter, Väter und Kinder mehr ansehen müssen.

"Akutes Abdomen, männlich, vierundsiebzig."

"Akutes Abdomen" ist ein grober Überbegriff für schmerzhafte Probleme im Bauchbereich. Das reicht vom harmlosen Durchfall über Blinddarmentzündungen bis hin zum lebensbedrohlichen Darmdurchbruch. Da das tatsächliche Problem im Rettungsdienst häufig mit unseren wenigen diagnostischen Möglichkeiten nicht zu differenzieren ist, wird dieser Begriff verwendet.

Auf dem Weg zum Notarztwagen schnell nochmal auf die Toilette, dann die rote Jacke an und los.

Der großstädtische Feierabendberufsverkehr lässt uns trotz Blaulicht und Martinshorn nur sehr langsam vorankommen. Nach endlosen zehn Minuten haben wir unser nur drei

Kilometer entferntes Ziel erreicht. Ein Mehrfamilienhaus im Westen der Stadt. Der Rettungswagen rollt zeitgleich mit uns auf den Parkplatz. Gummihandschuhe an, aussteigen, rasch die Heckklappe auf, Rucksack raus und ab zu Heinrich in das erste Obergeschoss.

Eine alte Dame öffnet uns die Tür. "Bitte kommen Sie mit. Mein Mann hat starke Bauchschmerzen."

Gleich vorne links in der Wohnung ist das Schlafzimmer. Heinrich liegt aschgrau im Ehebett. "Guten Tag, wir sind vom Rettungsdienst, was fehlt Ihnen?"

Bevor Heinrich antworten kann übernimmt seine Frau das Ruder. "Mein Mann hat nach dem Essen wie immer seinen Mittagsschlaf gemacht. Als er gegen vier Uhr aufstehen wollte, hat er plötzlich heftiges Bauchzwicken und Rückenschmerzen bekommen, so dass er lieber liegen bleiben wollte."

"Wir werden Sie jetzt mal an unseren Überwachungsmonitor anschließen und ich untersuche Sie."

Sina, Olli und Nick machen sich sofort routiniert an die Arbeit: EKG kleben, Blutdruckmanschette anlegen und Sauerstoffsättigung messen.

Ich beginne vorsichtig über Heinrichs Bauch zu tasten. Meine Hände sind herbstkalt, so dass er bei der ersten Berührung gleich zuckt. Das bleibt aber auch im Weiteren so: bei jeder kleinsten Berührung zuckt er.

Vor Schmerzen Sein Bauch ist bretthart! Überall!

Mir gelingt es nicht, das schmerzhafte Areal einzugrenzen, um mich der Diagnose zu nähern. Nochmal von vorne beginnen mit der Untersuchung, vielleicht war ich beim ersten Mal nicht sensibel genug.

"Blutdruck 90 zu 50, Puls 140." Sina gibt mir die ersten Messwerte.

"Sauerstoffsättigung im Blut 99 %", ergänzt Olli.

Schock! Heinrichs Blutdruck ist viel zu niedrig, sein Puls viel zu schnell.

"Zugang legen", bitte ich die Sanis.

Ich taste nochmal vorsichtig über den Bauch. Da fällt es mir auf: beinahe überall wo ich meine Hand auflege fühle ich eine Pulswelle. Dazu das aschgraue Aussehen unseres Patienten und seine schlechten Kreislaufwerte. Schnell wende ich mich vom Bauch zu Heinrichs Füßen. Ich taste und taste und taste, kann jedoch keinen Puls finden.

"Bauchaortenruptur! Großzugänge! Sauerstoffmaske und dann so schnell wie möglich in eine Gefäßchirurgie! Sina, melde uns mit Schockraumalarm und OP-Bereitschaft an! Null-negative Blutkonserven sollen sie bereitlegen."

Die Aorta ist die Hauptschlager in unserem Körper, so dick wie ein Besenstiel. Im Laufe des Lebens wird ihre Gefäßwand immer unelastischer, so dass sich an Schwachstellen Aussackungen bilden können (Aneurysma). Ähnlich wie bei einem Gartenschlauch, bei dem nach jahrelanger Nutzung kleine Beulen und Blasen entstehen. Die Wand dieser Aussackungen ist dünner und weniger stabil, so dass es dort zu Einrissen (Ruptur) kommen kann. Im schlimmsten Fall reißt die Aorta komplett auf und das Herz pumpt das Blut durch das entstandene Loch direkt in die Bauchhöhle. Das Blut erreicht dann nicht mehr die Organe des Körpers. Auch die Beine werden dann nicht mehr durchblutet, was man u. a. am fehlenden Puls an den Füßen feststellen kann. Es droht unmittelbar der Tod durch inneres Verbluten. Die einzige Überlebenschance ist eine schnelle Operation und bis dahin die Gabe von Infusionen und / oder Blutkonserven. Wenn man nicht weiß, welche Blutgruppe der Patient hat, dann gibt man im Notfall "null-negatives" Blut. Das verträgt praktisch jeder.

Olli versucht am linken Arm den dicksten Zugang zu legen, den wir im Rucksack haben. Ich mache das gleichzeitig am rechten Arm. Wir müssen so schnell wie möglich das verlorene Blut durch Infusionen ersetzen. Wir haben Glück. Heinrich ist sehr dünn, so dass wir die Adern in den Ellenbeugen gut sehen können. Die beiden Zugänge sitzen beim ersten Versuch.

"Hab die Druckinfusion schon fertig", sagt Nick und reicht mir den Infusionsschlauch.

Schnell schließe ich den Tropf an, dann pumpt Nick die Manschette auf, die um den Infusionsbeutel gelegt ist. Mit Druck wird jetzt in kurzer Zeit viel Flüssigkeit in Heinrichs Ader gepumpt. Sehr viel mehr Volumen als wenn die Flüssigkeit nur in Heinrichs Adern hineintropfen würde. Olli muss den Beutel mit der Infusionslösung für den linken Arm von Hand zusammenpressen. Wir haben nur eine Druckmanschette.

Der Blutdruck fällt weiter. Trotz Infusionen. Siebzig zu vierzig.

Sina kommt mit Bergetuch unterm Arm zurück. "Wir sind im Vinzenz-Krankenhaus angemeldet!"

"Dann jetzt noch schnell Morphin und los!" Trotz einer hohen Dosis des starken Schmerzmittels stöhnt Heinrich, als wir ihn auf unser Tuch legen. Noch stärker dann, als wir ihn zu viert durchs Treppenhaus bis zur Trage schleppen.

Beim Verlassen des Hauses fragt mich Heinrichs Frau, ob wieder alles gut wird. Sie seien seit fünfundfünfzig Jahren verheiratet. Ich sage ihr mit Kloß im Hals, dass die Situation sehr ernst ist und ich nicht weiß, wie es ausgeht. Ihr laufen Tränen über die Wangen. Uns fehlt leider – wie fast immer im Rettungsdienst – die Zeit, sie zu trösten.

"Sina, wir fahren sofort los, hol du noch unseren ganzen Kram aus der Wohnung und komm dann hinterher!"

Mit Alarm fahren wir zum genannten Krankenhaus. Unterwegs rauscht Heinrichs Blutdruck immer weiter ab. Sechzig zu vierzig. Fünfzig zu zwanzig. Er ist nicht mehr ansprechbar.

Als wir nach nur fünf Minuten in der Klinik ankommen steht das Schockraumteam schon bereit. Alles ist für Sekunden still. Kurze Übergabe. Dann setzt der Gefäßchirurg den Ultraschallkopf auf Heinrichs Bauch. Bereits auf den ersten Blick erkennt er, dass die Bauchhöhle komplett mit Flüssigkeit, in diesem Fall Blut, gefüllt ist.

"OP. Sofort. Zehn Blutkonserven."

Mit fliegenden Fahnen geht es zur OP-Schleuse, die ersten zwei Blutkonserven laufen, schnell noch mithelfen beim Umlagern auf den OP-Tisch. Dann sind wir mit unserer Arbeit fertig.

PS: Am nächsten Tag erkundige ich mich nach Heinrich. Er hat die OP und die erste Nacht überlebt. Seine Situation ist weiterhin sehr kritisch.

Atemlos durch die Nacht

1999. Winter.

„Männlich, 28, Luftnot."

Mit Blaulicht fahren wir nachts um eins durch das verschneite Mittelgebirge. Serpentinen wie weiße Schlangen durch Tannenwälder. Nach gut fünfzehn Minuten erreichen wir die alte Bergmannsstadt und halten neben dem Rettungswagen vor dem schiefergedeckten Fachwerkhaus.

Schnell die Treppe in die erste Etage hoch, den spärlich beleuchteten Flur entlang bis zum Schlafzimmer.

Bizarre Situation. Das Schlafzimmer ist in lila Tönen gehalten. Großformatige Diddle-Bilder zieren die Wände. An den metallenen Bettstreben hängen rosa Plüschhandschellen. Monique steht lediglich mit schwarzem Negligé, Spitzenbustier und -string bekleidet neben Kevin, der vollständig nackt auf dem Bett sitzt. Sie will ihm beistehen, er ringt nach Luft, kämpft um jeden Liter Sauerstoff und wehrt ihre Hand ab. Sein Atem geht schwer. Und schnell. Jeder Atemzug deutlich hörbar wie eine quietschende Tür.

„Ich ersticke! COPD", presst er getrieben mit aufgerissenen Augen heraus.

COPD wird eine Erkrankungsgruppe der Lunge bezeichnet, die v. a. durch erschwerte Atmung gekennzeichnet ist. Die Ursachen sind verschieden. Im akuten Anfall hat der Patient das Gefühl, nicht genügend Luft zu bekommen und zu ersticken.

„Es hat ganz plötzlich angefangen. Wir hatten uns gerade hingelegt", ergänzt Monique.

„Machen Sie sich keine Sorgen. Jetzt sind wir hier und helfen Ihnen. Wir geben Ihnen Sauerstoff und schließen Sie an unseren Monitor an. Bitte versuchen Sie, langsamer zu atmen."

Daniel und Werner machen sich an die Verkabelung. Blutdruck, Puls, EKG und Sauerstoffgehalt des Blutes.

Ich höre Kevins Lungen ab. Das Geräusch beim Einatmen ist einigermaßen ok. Beim Ausatmen höre ich Brummen und Quietschen. Kevin kann kaum meinen Atemkommandos folgen. Unruhig nestelt er an den Kabeln und hustet ständig.

„Sandra, Salbutamol und Atrovent, je zwei Ampullen in den Vernebler." Sie nickt und bereitet die Inhalation mit den bronchienerweiternden Medikamenten vor. Werner nennt die ersten Kreislaufwerte.

„Druck 150 zu 100, Puls 134, Sättigung 92 %."

Druck zu hoch, Puls zu schnell, zu wenig Sauerstoff im Blut!

„Ich setze Ihnen jetzt diese Maske hier auf. Da kommt Sauerstoffnebel raus, der Ihnen das Luftholen erleichtert. Atmen Sie ganz ruhig ein und aus."

Kevin wird jedoch noch unruhiger, als ich ihm die Maske aufsetze. Er beugt sich vor, dann zurück und wieder vor. Sein Oberkörper bebt. Vornüber gebeugt ringt jeder Muskel des Brustkorbes um Luft. Schließlich reißt er sich die Maske vom Gesicht. Er ist kaltschweißig. Der Sauerstoffgehalt seines Blutes fällt weiter. Neunzig Prozent, obwohl er nun reinen Sauerstoff bekommt. Beruhigend auf ihn einredend setze ich ihm den Vernebler wieder auf Mund und Nase.

„Gib mir noch Cortison!"

Während eines akuten Schubes einer COPD schwillt u. a. die Bronchialschleimhaut an, was dazu führt, dass die feinen und feinsten Äste der Bronchien immer enger werden. Cortison sorgt dafür, dass die Schleimhaut abschwellen kann.

Kevin geht es immer schlechter. Sein Kopf ist dunkelrot, seine Lippen violett. Seine Unruhe weicht zunehmend einer Benommenheit. Sättigung Achtundachtzig Prozent. Ich habe das Gefühl, dass ihm die Kraft zum Atmen langsam schwindet.

Sandra reicht mir das Medikament, das ich Sekunden später in Kevins Ader spritze. Was können wir noch tun außer Kevin zu beatmen? Seine Panik steigert zusätzlich den Sauerstoffverbrauch seines Körpers.

„Dormicum. Fünf Milligramm auf fünf Milliliter." Sandra gibt mir das Beruhigungsmittel.

Langsam spritze ich zwei Milliliter. Der Sauerstoffgehalt im Blut ist mittlerweile nur noch bei achtundachtzig Prozent. Kevin ist schweißgebadet, wankt sitzend nach links und rechts und reagiert zwischendurch gar nicht mehr auf meine Ansprache. Verdreht immer wieder für Sekunden die Augen. Wir müssen so schnell es geht in eine Klinik. Kevin muss rasch an die CPAP-Maske.

Heutzutage gehören sog. CPAP-Masken zum Standardequipment jedes Rettungswagens. Die Masken werden mit straffen Gummizügeln auf das Gesicht des Patienten gepresst. Mittels einer besonderen Einstellung am Beatmungsgerät wird ein dauerhafter Überdruck erzeugt, der dafür sorgt, dass das Bronchialsystem sozusagen aufgedehnt und offengehalten wird. 1999 gab es diese Masken nur in Kliniken.

Da plötzlich bäumt sich Kevin erneut auf und reißt sich zum zweiten Mal den Vernebler vom Gesicht.

„Ich sterbe!"

Blanke Panik schaut aus seinen Augen. Sättigung nur noch sechsundachtzig Prozent. Ich habe Angst, dass uns Kevin tatsächlich unter den Händen wegstirbt.

„Wir müssen los! Alles schnell einpacken und ab in die Klinik!"

In Windeseile haben die beiden Jungs Kevin auf unser Tragetuch gelegt. Trotz Kevins intensiver Gegenwehr. Er kann keine Sekunde flach auf dem Rücken liegen. Das Dormicum ging scheinbar spurlos an unserem Patienten vorbei. Sandra und ich räumen währenddessen unsere Koffer zusammen.

Zu dritt schleppen wir den Mann die enge, steile Treppe hinunter. Der Monitor piept ohne Unterlass. Der Sauerstoffgehalt im Blut ist unverändert viel zu niedrig.

Die Fahrt in die Klinik ist die Hölle. Trotz nochmaliger Gabe von Dormicum schaffe ich es nicht, Kevin zu beruhigen. Er kämpft um sein Leben. Die letzte Möglichkeit, die mir einfällt, um Kevin zu dämpfen, ist Morphium. Ein schmaler Grat: zu wenig, dann nutzt es nichts. Zu viel, dann hört er ganz auf zu atmen. Milligramm um Milligramm taste ich mich an die passende Dosis. Endlich wird Kevin ruhiger.

Nach fünfundzwanzig Minuten erreichen wir das Krankenhaus, wo wir bereits auf der Intensivstation angemeldet sind. Alles ist vorbereitet. Noch auf unserer Trage wird Kevin die CPAP-Maske aufgesetzt. Die straffe Fixierung lässt seine Todesangst wiederaufleben, so dass sich der Narkosearzt entschließt, ihn letztendlich mit reichlich Morphium so stark zu sedieren, bis er

197

die Maske toleriert. Nach endlosen fünf Minuten wird Kevin ruhiger und der Sauerstoffgehalt in seinem Blut steigt langsam an.

„Atemlos durch die Nacht" hatten sich Kevin und Monique heute anders vorgestellt.

Forza Italia

Das Wetter und die Straßenverhältnisse sollen heute Abend katastrophal werden. Sagt jedenfalls der Wetterbericht.

Die Schweiz im Januar 2008. Kari (eigentlich Karl) ist heute Abend mit Kochen dran. Leo (eigentlich Leonie; Schalke-04-Fan seit ihren Kindertagen in Deutschland in der Nähe von Gelsenkirchen) liest den "Schalker Kreisel". Franz und ich liegen auf den Sofas und freuen uns auf das Abendessen. Und auch darüber, dass der BVB die Knappen erst kürzlich im Derby deutlich besiegt hat, woran wir Leo immer wieder gerne erinnern.

Als der Tisch gedeckt ist, piepts.

„Verkehrsunfall, Kantonsstraße 202" steht auf dem Alarmempfänger.

Herd aus, Jacken und Stiefel an und los. Der genannte Unfallort ist nur zwei Kilometer von unserer Wache entfernt. Die Straße ist trocken, kein Schneechaos wie angekündigt.

Nach dreihundert Metern verlassen wir den Ort und biegen rechts auf die Kantonsstraße. Nach einem Kilometer wechselt die Straße ganz plötzlich wie aus dem Nichts ihre Farbe: Asphaltgrau wird Schneeweiß. Von Null auf Hundert eine festgefahrene Schneedecke. Im Fernlicht sehen wir schon von Weitem, dass es hinter dem nächsten Kreisel gekracht hat. Offenbar nur ein Auto beteiligt. Die Straße ist tierisch glatt, so dass wir trotz langsamer Fahrt an der Ausfahrt des Kreisels ins Schlingern kommen. Keine fünfzig Meter weiter haben wir den Unfall erreicht. Drei junge Männer, offenbar Passanten, stehen abseits und warten wohl auf uns.

Schnell steigen Kari und ich aus dem Auto und laufen vor zum Unfallwagen. Ach du Scheiße! Der Wettkampf 3er-BMW gegen Baum hat einen eindeutigen Verlierer. Der PKW ist komplett Schrott. Einmal um die dicke Eiche gewickelt. Mit unseren Taschenlampen leuchten wir in den Blechhaufen. Alles voller Glasscherben. Aber: Überraschung, Überraschung – kein Mensch drin.

„Kari, sucht die Umgebung ab. Vielleicht wurden die Insassen hinausgeschleudert. Ich befrage die Leute da vorn", sage ich und gehe zu den Passanten. „Guten Abend. Haben Sie gesehen, was passiert ist? Wissen Sie, wo die Insassen sind?"

„Bona sera. Nix sehen. Was ‚Insassen'?"

„Na, die Leute, die im Auto waren!"

„Ah, capito. Waren wir. Kein Problem, Dottore. Tutto bene. Alles ok."

Ich bin wohl sichtlich irritiert, deshalb ergänzt einer der drei Jungs, der besser Deutsch spricht: „Wir kamen vom Kreisel, sind weggerutscht und – klatsch – gegen den Baum. Dann sind wir alle durch die kaputten Fenster ausgestiegen."

Ich rufe den drei Sanis zu, dass sie ihre Suche abbrechen können.

„Hat jemand von Ihnen Schmerzen?"

„No, no. Wir haben italienische Wurzeln. Da jammern wir nicht so schnell. Forza Italia!" Der junge Mann mit den zurückgegelten schwarzen Haaren lacht.

Mir fällt ein Stein vom Herzen. Scheinbar doch alles nur halb so schlimm. Ich bitte die drei, mit zu unseren Autos zu kommen. Antonio, einer der Jungs, hat Probleme uns zu folgen, humpelt langsam hinter uns her.

„Ist bei Ihnen wirklich alles ok?"

Er nickt, ergänzt dann aber mit schmerzverzerrtem Gesicht: „Mein Bein", und fasst sich an die linke Hüfte.

Leo und Franz kümmern sich um die beiden anderen Männer und gehen mit ihnen zum beheizten Notarztauto.

Kari und ich greifen Antonio kurzerhand rechts und links unter die Arme und stützen ihn bis zum Rettungswagen. Mühsam und offenbar unter Schmerzen steigt er ins Auto ein. Im Licht des hell beleuchteten Rettungswagens sehe ich, dass unser Patient aschfahl ist. Der Crash hat ihn wohl doch mitgenommen.

„Wir messen jetzt den Blutdruck und ich untersuche Sie."

Kari kümmert sich um die Verkabelung, während ich mit dem Bodycheck beginne. Vom Kopf bis zum Bauch ist nichts Auffälliges. Dann ist das Becken dran.

„Tut es hier weh?" Antonio antwortet nicht. Ich frage nochmal, diesmal lauter. Er hat mich wohl beim ersten Mal nicht verstanden. Wieder keine Antwort. Stattdessen kommt zeitgleich ein Alarm von unserem Überwachungsmonitor.

Blutdruck fünfundachtzig zu fünfzig. Herzfrequenz hundertvierzig. Sein Atem geht jetzt zu schnell. Antonio kann nicht mehr antworten. Bewusstlos. Schockig.

„Schnell Zugänge. Irgendwas am Becken ist kaputt. Ruf vorher noch Leo zum Helfen rüber!"

Kari rennt zum Notarztauto. Ich lege in der Zwischenzeit den ersten Tropf.

„Die anderen beiden Jungs haben nur in paar kleine Schnittwunden vom zersplitterten Gla s an den Händen. Franz bleibt bei ihnen und passt auf", berichtet Leo kurz, als die beiden zurück sind.

Schnell die Untersuchung abschließen. Was ist mit den Hüften? Jetzt erst sehe ich, dass das linke Bein viel kürzer ist als das rechte. Sicher fünfzehn Zentimeter Differenz. Die linke Hüfte lässt sich auch kaum bewegen! Dashboard-Injury?

Der Blutdruck fällt unterdessen weiter. Achtzig zu vierzig.

Unter Dashboard-Injury fasst man Verletzungen zusammen, die durch einen heftigen Anprall der Kniegelenke an die Armaturenkonsole im Auto entstehen. Typisch sind Verletzungen an den Beinen oder an den Hüftgelenken, wenn der Stoß über die Knie-Oberschenkel-Achse bis zu den Hüftgelenken fortgeleitet wird. Die Hüfte kann auskugeln. Oder noch schlimmer: der Hüftkopf des Oberschenkels kann die Hüftpfanne im Beckenknochen durchstoßen. Eine absolut lebensgefährliche Verletzung, da es in dieser Region heftig nach innen bluten kann.

„Schnell Infusionen und ein weiterer großer Zugang. Und die Beckenschlinge!"

Kari legt den zweiten Tropf. Leo hat die die erste Infusion fertig. Flott anschließen und dann presst sie den Beutel mit der Flüssigkeit in Antonios Ader.

„Kari, versuch einen Hubschrauber zu kriegen!" Ein fast aussichtsloser Wunsch bei der Wetterprognose.

Ich übernehme den Infusionsbeutel, und Leo bereitet erst die zweite Infusion und dann die Beckenschlinge vor. Als soweit alles gerichtet ist, lege ich die Infusion kurz aus der Hand und helfe, die Schlinge passend anzulegen. Leo schließt deren Gurt dann mit aller Kraft.

Kari ist vom Funkgerät zurück. „Der Hubschrauber ist unterwegs. Sie mussten das Wetter länger checken. Der Schneefall ist durch."

Antonios Blutdruck fällt weiter: Siebzig zu dreißig. Puls hundertfünfzig. Sauerstoff im Blut dreiundneunzig Prozent. „Leo, mach weiter mit den Infusionen. Drück rein, was geht! Und Kari, hilf mir bei der Narkose!"

Kari spritzt nach und nach die Medikamente: ein Mittel zur Muskelentspannung, eines gegen Schmerzen und eines zum Schlafen. Dann platziere ich den Schlauch in Antonios Luftröhre. Als wir gerade den Halskragen anlegen wollen, höre ich den Hubschrauber über uns. Sechzig Minuten später liegt Antonio im Universitätsspital auf dem OP-Tisch.

PS: Antonio hat den Unfall überlebt. Er wird aber sein Leben lang gehbehindert bleiben.

PPS: Mir ist bis heute die Frage im Kopf, wie man auf fünfzig Metern (Kreisel bis Baum) bei Schnee ein Auto so beschleunigen kann, dass es beim "Vor-den-Baum-Fahren" derart zerschrottet wird. Ich bin allerdings auch nie einen 3er-BMW gefahren. Vielleicht wüsste ich dann die Antwort.

PPPS: Io amo l'Italia!

Hau ab, du Arschloch!

Herbst 2013. Nachmittags um vier. Auf der Rückfahrt zur Wache nach einer Intensivverlegung in die Uniklinik bekommen wir den nächsten Alarm. „Männlich, 62, Entzug, Nabelbruch."

Jan macht das Blaulicht an und ich denke, was für einen Unsinn der Mann von der Rettungsleitstelle uns da auf die Melder geschickt hat. Entzug und Nabelbruch passen zusammen wie Hering und Himbeersoße.

Wir müssen zirka zwanzig Kilometer Landstraße bis zu dem kleinen Dorf fahren. Die Rübenernte ist im vollen Gange, so dass wir ewige Staus hinter Treckergespannen vor uns haben. Nach gut achtzehn Minuten stehen wir auf dem Dorfplatz des Hundert-Einwohner-Örtchens. Von hier aus geht es zu Fuß weitere zweihundert Meter entlang eines verwilderten, beinahe komplett zugewachsenen Grasweges bis zu einer alten Wassermühle. Auf halbem Wege kommt mir ein junger Mann entgegen.

„Entschuldigen Sie bitte, dass ich Sie verständigt habe. Meinem Vater geht es nicht gut. Ich habe ihn lange Zeit nicht gesehen, unser Verhältnis ist schwierig. Aber heute hat er Geburtstag, und da wollte ich ihn besuchen. Normalerweise hat er mich in den letzten Jahren immer nur draußen im Garten empfangen. Im Haus selbst war ich schon lange nicht mehr. Aber heute hat er nicht aufgemacht, als ich geklingelt habe. Und weil die Tür offenstand, bin ich ins Haus. Schrecklich. Alles voller Müll. Aber das Schlimmste: der Bauchnabel bei meinem Vater ist auf, irgendwas hängt da und Wasser tropft heraus!"

Ein Bruch im bauchchirurgischen Sinn: die Stabilität der Bauchwand wird im Wesentlichen durch Muskeln und Sehnen gewährleistet. An einigen Stellen dieser Muskel-Sehnen-Barriere gibt es natürliche Schwachstellen, zum Beispiel am Nabel oder in der Leistenregion. Steigt der Druck im Bauch (wie zum Beispiel beim Husten), können sich Eingeweide durch "Löcher", die im Bereich dieser Schwachstellen entstanden sind, hervorstülpen.

Dann stehen wir vor der uralten Fachwerkmühle. Hat sicher schon bessere Zeiten erlebt: Viele Balken morsch, der Putz bröselt an vielen Stellen von der Fassade, die Fensterscheiben sind größtenteils blind und Unkraut hat sich allerorts den Weg bis in die Gefache gebahnt. Die alte Eingangstür mit den schönen Eisenbeschlägen öffnet sich mit einem Quietschen. PLING, PLING, PLING. Glasflaschen hinter der Tür fallen um.

Als das schwache Tageslicht in den ansonsten dusteren Hausflur fällt, sehe ich, dass die Diele komplett mit leeren Wodkaflaschen zugestellt ist. Hunderte, vielleicht auch tausend. Ein winziger Trampelpfad schlängelt sich durch das Altglas in Richtung einer schmalen, ausgetretenen Holztreppe, die in das erste Obergeschoß führt. Rechts vom Pfad ein Plätschern: Das Mühlrad der Wassermühle dreht im Halbdunkel seine gemächlichen Runden.

„Entschuldigen Sie bitte, wie es hier aussieht. Seit der Trennung meiner Eltern verwahrlost mein Vater immer mehr. Er ist oben im Badezimmer. Hat vorhin gestöhnt und halluziniert. Wollte auch nicht, dass ich den Notarzt rufe."

Jan und ich folgen der Altglasroute bis zur Treppe. Mit unserem Koffer stoße ich weitere Flaschen an, die scheppernd umfallen. „Gibts hier Licht? Könnten Sie das bitte einschalten?"

Der Sohn des Geburtstagskindes betätigt einen Schalter und

plötzlich stehen wir drei inmitten einer Geisterbahnkulisse: Eine einzelne Fünfundzwanzigwattglühbirne hängt an einem blanken Kabel von der Decke. In ihrem flackerigen Schummerlicht erkennen wir erst jetzt, dass das gesamte Innere des Hauses mit einer dicken Staubschicht überzogen ist. Dazu metergroße Spinnweben an den Decken. Wie Baldachine hängen sie uns vorm Gesicht. Hier hat Dornröschen ihren hundertjährigen Schlaf gehalten.

Jan leuchtet uns mit seiner Taschenlampe den knarrenden Weg die Treppe hinauf. „Links den Flur entlang. Dritte Tür rechts ist das Badezimmer."

Der obere Flur ist ebenso voll mit leeren Wodkaflaschen. Auch die beiden ersten Zimmer rechts und alle anderen Zimmer links. Wo ist denn bloß das Schlafzimmer des Bewohners?

Als ich das Badezimmer erreicht habe, klopfe ich sachte an. Nichts. Keine Reaktion. Dann lauter. Nichts. Nachdem auch auf kräftiges Poltern keine Antwort kommt, mache ich die Tür einen Spalt breit auf. Mich haut es fast um. Ein bestialischer Gestank. In diesem Raum muss ein Mensch verwest sein.

„Hallo?" Nichts. Ich mache die Tür komplett auf.

OH GOTT! Diesen Anblick vergesse ich nie: In der Mitte des Raumes neben einer vergilbten und vor Dreck strotzenden Badewanne liegt eine völlig versaute, durchgelegene Matratze. Vollgekackt, vollgepinkelt, vollgekotzt. Daneben unzählige Konservendosen, teils noch verschlossen, teils leer. Schmutziges Besteck. Alte Wäsche und Handtücher. Benutztes Klopapier, dazu das, was mal ein Schlafsack war. Und wieder Wodkaflaschen. Und wieder Spinnweben. Auf der anderen Seite der Matratze, gegenüber der Badewanne, ist die Toilette. Darauf sitzend der Hausherr. Ein dicker Mann. Langer, weißlich gelber Bart, zerzaustes überschulterlanges schlohweißes Haar. Nur mit einem dunkelgrünen Lodenmantel bekleidet, ansonsten nackt, wendet er seinen trüben Blick zur Tür.

„Guten Tag, wir sind vom Rettungsdienst. Ihr Sohn hat uns angerufen. Ihnen würde es nicht gut gehen."

„Hau ab Du Arschloch!"

Was für eine Begrüßung!

„Und mein Sohn kann sich auch gleich verpissen!" Der junge Mann senkt betroffen seinen Kopf.

„Darf ich Sie untersuchen? Wir haben gehört, dass Sie einen Nabelbruch haben."

„Verpiss Dich. Mir geht es gut. Ich bin selber Arzt!"

Fragend drehe ich mich um. Der junge Mann nickt. Dann flüstert er: „Mein Vater war Chefarzt einer Narkoseabteilung."

Ich wage einen nächsten Anlauf. „Ich bin Chirurg und würde gerne einen Blick auf den Bruch werfen. Sie als Arzt wissen ja, dass ein eingeklemmter Bruch lebensgefährlich sein kann."

„Arschloch. Lass mich zufrieden!"

Ich trete einen Schritt zurück und schließe die Tür. Was tun? Einen schweren Alkoholentzug macht der Mann im Moment sicher nicht durch. Und zum Bruch kann ich nichts sagen, hab ihn nicht gesehen.

„Ruf doch den Amtsarzt an. Soll er doch entscheiden, ob der Mann gegebenenfalls auch gegen seinen Willen in der Klinik vorgestellt werden soll."

Ein guter Tipp von Jan. Nach einer guten halben Stunde ist der Amtsarzt da. Ich berichte ihm, was ich bisher weiß. Dann macht er sich auf, um den Mann in Augenschein zu nehmen. Fünfzehn Minuten später kommt er zurück. „Da ist nichts zu machen. Er will nicht ins Krankenhaus und lässt sich auch von mir nicht untersuchen. Er ist soweit einigermaßen klar im Kopf. Einen Grund zur Einweisung sehe ich nicht. Und es gibt ja keine Pflicht, sich gesund zu erhalten" Sagts und verschwindet.

Die alte Wassermühle, der junge Mann und sein Vater lassen mich ratlos zurück. Scheiß Alkohol!

PS: Ein knappes Jahr später starb der Wodka-Mann. Er wurde erst Wochen nach seinem Tod in der alten Mühle aufgefunden.

Reineke

Herbst 2014. Draußen ist es furchtbar. Ostwind. Nieselregen. Sechs Grad. Um fünfzehn Uhr werden Timo und ich alarmiert. Vom Nachbarlandkreis ist notärztliche Unterstützung erbeten. „Männlich, Mitte 50, Herzinfarkt, Kreisstraße 8.“

Wir haben eine weite Anfahrt. Beinahe zwanzig Kilometer geht es zunächst über die Autobahn, dann auf die Kreisstraße, rechts und links abgeerntete Felder, kleine Wäldchen, dazwischen Fischteiche.

Nach fünfundzwanzig Minuten sind wir am Ziel, einer kleinen Parkbucht an besagter Straße, fernab der nächsten Siedlung. Der Rettungswagen ist längst vor uns angekommen, so dass wir lediglich unseren kleinen Medikamentenkoffer mitnehmen müssen. Schon von außen hören wir den Patienten stöhnen.

Timo lässt mir den Vortritt als wir in den signalroten Sprinter einsteigen. „Hallo, ich heiße Christoph, worum geht es?“

Einer der Sanis macht mir eine schnelle Übergabe. „Der Mann hier auf der Trage ist Harry. 57 Jahre alt. Er hat uns alarmiert, da er seit 'ner guten Stunde heftige Schmerzen im linken Brustkorb hat. Mit Ausstrahlung in den linken Arm. Wir haben schon soweit alles fertiggemacht.“

Harry guckt mich mit schmerzverzerrtem Gesicht an. Er sieht deutlich älter aus als siebenundfünfzig. Ein bisschen verlebt. Mager ist er, fast eingefallen, mit übersichtlichem Zahnstatus. „Ich hab so Schmerzen in der Brust. Ich sterbe gleich“, presst er hervor.

Der Sani vom RTW reicht mir das EKG. Nichts Auffälliges. Auch die anderen Messergebnisse vom Überwachungsmonitor sind nicht beunruhigend: Puls, Blutdruck und Sauerstoffgehalt des Blutes – alle Werte ok.

„Bitte helfen Sie mir. Ich geh kaputt!", schreit er jetzt fast.

„Hatten Sie schon mal einen Herzinfarkt?"

„Nein. Aber jetzt! Unternehmen Sie doch was!"

„Rauchen Sie? Wissen Sie etwas über Ihre Blutfette?"

„Ich rauche. Seit 40 Jahren. Das andere Wort höre ich zum ersten Mal. Aaah!"

Mir kommt es vor, als müsse sich Harry jedes einzelne Wort herausquälen, so schmerzgeplagt scheint er zu sein. Ich höre ihn rasch mit dem Stethoskop ab. Nichts zu hören, was den Schmerz erklären könnte. Auch das Betasten seines Brustkorbes bringt mich nicht weiter. Ein Herzinfarkt? Ein "NSTEMI"?

NSTEMI (Non ST-Segment Elevation Myocardial Infarction = Nicht-ST-Strecken-Hebungsinfarkt) ist die medizinische Abkürzung für Herzinfarkte, die nicht die typischen EKG-Veränderungen zeigen. Demgegenüber steht der STEMI, also der ST-Strecken-Hebungsinfarkt mit typischen EKG-Charakteristika. Beiden zugrunde liegt eine Veränderung der Herzkranzgefäße, was zu einer Durchblutungsstörung des Herzens führt.

„Gib mir mal das Nitrospray." Ich sprühe von diesem Medikament zweimal in Harrys Mund. Es erweitert die Blutgefäße und sollte etwas Linderung bringen, wenn es sich denn nicht um einen ausgedehnten Infarkt handelt.

„Wirds etwas besser?"

Harry schüttelt den Kopf. Also doch mehr als uns das EKG zeigt? Ich entscheide mich, auf Nummer Sicher zu gehen. Arbeitsdiagnose „NSTEMI".

„Mach mal Heparin, Aspirin und Morphium fertig", bitte ich Timo.

Harry schlägt sich plötzlich wie getrieben mit der rechten Faust auf die linke Seite seines Brustkorbes. "Tun Sie was! Ich flehe Sie an! Ich komme um vor Schmerz!"

"Ich gebe Ihnen gleich ein starkes Mittel."

Sekunden später reicht Timo mir die Medikamente, die beim Herzinfarkt regelmäßig zur Anwendung kommen: Zwei verschiedene Blutverdünner, damit der Infarkt sich nicht noch weiter ausdehnt und ein sehr starkes Schmerzmittel.

„Ruf die Klinik an und sag ihnen, dass wir mit einem NSTEMI kommen."

Harry scheint es trotz der hohen Dosis Morphin nicht besser zu gehen. Unruhig wälzt er sich auf der Trage hin und her. Hoffentlich nimmt das hier ein gutes Ende. Mit Blaulicht und Martinshorn gehts in die Kreisstadt. Nach zwanzig Minuten sind wir mit Harry im Schockraum der Klinik. Ich setze mich an den Schreibtisch und fülle gerade das Notarztprotokoll aus, als der diensthabende Internist in den Raum kommt. Er wirft einen kurzen Blick auf Harry, lacht mich dann an. Ich verstehe nicht. Bin irritiert.

„Na Harry, mal wieder zu kalt?"

Ich sehe den Kollegen irritiert an und frage ihn: „Was? Ich kann

Ihnen nicht folgen."

„Harry lässt sich regelmäßig, wenn es ihm draußen im Bauwagen zu kalt wird, in die Klinik einliefern. Ein, zwei Tage ein bequemes, sauberes Bett und regelmäßige Mahlzeiten. Sie sind nicht der Erste, der auf seine Schauspielfähigkeiten hereingefallen ist. Und sicher auch nicht der Letzte! Wir haben ihn schon unzählige Male von Kopf bis Fuß untersucht. Er ist kerngesund!"

Ich drehe mich um und schaue zu unserem Patienten. Harry grinst mich an. Der alte Fuchs.